Javi Navas. **Polvoltim**

Adultos en forma

Cómo empezar a entrenar y a correr

Colección: Polvoltim. Vida sana, nº 3

Más información sobre esta y otras obras del autor:
www.javinavas.es

FACEBOOK:
www.facebook.com/javinavasescritor/

©2017 Javier Navas
frajavier@hotmail.com

Edición 07/11/2017
Actualización: 29/06/2018

ASIN del *ebook*: B076GPR7R2
ISBN del libro en formato físico:
ISBN-13: 978-1979377973
ISBN-10: 1979377979

Tabla de contenidos

Javi Navas. **Polvoltim**

Adultos en forma
Cómo empezar a entrenar y a correr

¿Qué vas a encontrar aquí?

LLEVAS tiempo pensándolo: «Tengo que hacer algo con esta "barriguita"». Incluso, tras subir una cuesta o unos pocos escalones te asaltan las buenas intenciones: «Estoy asfixiado; debo ponerme en forma». Pero es muy complicado encontrar los ánimos y la motivación para decidirse a hacer ejercicio intentando imitar lo que vemos por la tele. Sobre todo porque no sabremos lo que estamos haciendo, ni si es adecuado o nos puede perjudicar más. **Porque el deporte mal hecho puede resultar dañino.** Y lo que será peor: si te lesionas, más pronto o más tarde te recuperarás, pero las ganas de volver a hacer deporte se habrán esfumado para siempre.

Un libro jamás podrá sustituir a un entrenador, pero sí puede darte información para que sepas por qué debes hacer ejercicio y cómo has de empezar a hacerlo.

Por eso, me siento obligado a aconsejarte que te pongas en manos de un entrenador profesional. Actualmente, los entrenadores ofrecen una amplia gama de servicios, incluyendo paquetes más baratos compuestos de entrenamientos por internet y reuniones semanales presenciales, para pulir la técnica de los ejercicios, aprender a correr y para resolver cualquier tipo de dudas.

En este manual aprenderás los fundamentos del entrenamiento y cómo este afecta a tu organismo. Te explicaré el modo correcto de iniciarte y también la técnica de los ejercicios y de las diferentes actividades físicas que puedes practicar.

Dedicaré un capítulo a la alimentación. En él te daré un resumen de los aspectos más importantes. No me extenderé en este punto puesto que ya he escrito un manual sobre este tema y no me parece correcto repetirme. Ese libro se titula: «Alimentación saludable. Qué alimentos comer. Cómo organizar tu menú» y se puede encontrar en mi web, en la sección de vida sana: www.javinavas.es/vidasana.

Aunque casi siempre he estado vinculado con el alto rendimiento deportivo, este libro está orientado al deporte-salud y recreativo, es decir, **los objetivos y explicaciones que voy a ofrecerte van destinados a mejorar tu salud, tu forma física, disfrute y felicidad**. Como consecuencia, si te lo tomas en serio y acompañas el entrenamiento con una alimentación saludable, lograrás mejoras en tu estilo de vida.

Has leído bien: **alimentación saludable, no «dieta»**. No soy partidario de las dietas a no ser que padezcas alguna enfermedad puntual o que tu médico considere que la necesitas. En ese caso **debe ser un nutricionista** quien te organice la dieta. No te guíes únicamente por lo que leas en libros o en internet. En los libros aprendes cómo alimentarte, cómo organizar el menú, qué alimentos son sanos y cuáles no. Pero componer una dieta para problemas o propósitos específicos es mucho más complicado que simplemente comer sano.

Perder peso.

En contra de lo que mucha gente piensa, si quieres perder peso no basta con hacer una dieta; has de hacer ejercicio físico a la vez. Te lo matizo. Primero: a lo mejor no precisas una dieta, tan solo alimentarte de forma saludable. Segundo: **no**

hace falta que te mates a entrenar, ni siquiera que sufras. Te voy a decir más: ni siquiera hace falta que tengas ganas.

¿Cómo es esto? Muy sencillo:

- ¿No hay que entrenar duro? **Perder peso depende de dos factores: reducir la ingesta calórica + incrementar el gasto energético.** Traducido: comer bien (sin grasas ni azúcares añadidos, sin excederse con las cantidades y organizando el menú con cabeza) + poco a poco, ir haciendo más actividad física de la que acostumbras a realizar. Debes empezar muy suavecito y verás cómo mejorarás y podrás aumentar el volumen y la intensidad del entrenamiento sin darte apenas cuenta.

- ¿No hay que tener ganas? En realidad poco importan las ganas que le pongas. **Lo que de verdad vale es que lo hagas, con o sin ganas.** Si cumples con el trabajo que te has propuesto, los efectos serán igualmente beneficiosos. Por supuesto que es muchísimo mejor que disfrutes con la actividad física, pues así también obtendrás beneficios psicológicos.

  ¿Cómo afrontar el entrenamiento si no te gusta esforzarte? **Debes encontrar los motivos para hacerlo,** aunque no te gusten. Por ejemplo: perder peso, mejorar tu salud, mejorar tu forma física, vivir muchos más años en mejores condiciones... Como ves, **lo importante es encontrar tus razones.** Si un día no tienes ganas de entrenar no pasa nada, pero si te ocurre a menudo, entonces debes tener presentes tus motivos para hacer lo que debes hacer.

  En algún sitio leí una frase con la que estoy completamente de acuerdo; era algo parecido a: **«si no tienes tiempo para hacer ejercicio, te verás obligado a conseguirlo para estar enfermo».**

- ¿En serio no hay que sufrir? ¿Y eso funciona? Ejercitarse un poco es mejor que nada. Si le dedicas tan poco tiempo que no consigues perder esos kilos que te sobran, lo que seguro que vas a lograr es mejorar tu salud (algunos jóvenes un poco «cabritos» lo llaman «gordisanos»). Ya sé que a ti te preocupa mucho tu aspecto físico, pero te aseguro que **lo más importante es la salud**, y se puede estar sano con algunos kilos de más. Por otro lado, si logras engancharte al ejercicio, poco a poco, conseguirás también esos otros objetivos estéticos.

Porque tienes que tener muy presente una cosa, y entiéndela bien porque es vital: **no debes pretender eliminar en pocos meses las grasas que has acumulado durante años**. ¿No se puede? Sí, con entrenamientos muy duros, dirigidos por un entrenador y con una dieta estricta que debe controlar un nutricionista. Además, para asegurarte de no enfermar has de someterte a revisiones médicas periódicas. No todo el mundo puede, ni debe, hacer esto. ¿Por qué? Pues porque cuando varías tu estilo de vida de forma tan drástica no solo estás modificando tu aspecto físico, sino que esto puede afectar a tu metabolismo. **¿Qué es el metabolismo?** Son los procesos físicos y químicos que realiza tu organismo para obtener y almacenar energía, reparar tejidos dañados, crecer, para recuperarte de los esfuerzos, etc. Por eso, los cambios deben realizarse poco a poco. Y por eso te aconsejo que no tengas prisa. Lo importante es dar un paso después del otro. Lo más difícil es empezar, después solo has de continuar y mantener tus motivos a la vista. Si persistes no hay ninguna duda de que lograrás un alto grado de satisfacción.

Ganar peso.

Eres muy delgado. Te sientes débil. ¿Qué haces? Te apuntas al gimnasio. Allí te dan una tabla de ejercicios para que te machaques con las máquinas y te recomiendan que tomes proteínas, aminoácidos, creatina y a saber qué más. Pues tengo una noticia: **si tu alimentación es saludable no vas a necesitar ningún aporte extra**, pues tendrás grasas para correr veinte maratones (es cierto); la cantidad de proteínas que ingieres en un menú adecuado es superior a las que vas a necesitar para aumentar tu musculatura y, por supuesto, los carbohidratos que vas a tomar seguramente serán muchos más que los que tu cuerpo requiere, pues incluso en dietas saludables resulta complicado ajustar el número de calorías de forma precisa, a no ser que seas esclavo de las tablas de alimentos/calorías, de una báscula para pesarlos y de una calculadora. ¡¿ESTO ES SANO?! Ninguna obsesión lo es.

Y entonces, ¿qué puedes hacer?

1. Aprende a alimentarte de forma saludable y pasa de los suplementos (a no ser que pretendas competir en culturismo, pero eso se escapa de las pretensiones de este libro).
2. Haz caso a tu entrenador con las tablas de ejercicios, pero exige que te enseñe a ejecutarlos bien para evitar efectos indeseados (dolores, problemas de tendones o de espalda, etc.).
3. Sé constante. Entrena un mínimo de tres días a la semana y no falles ninguno.
4. Sé paciente. Olvídate del espejo y de la báscula. Céntrate en tus motivos y en tu entrenamiento. Lo demás llegará como consecuencia.

¿Quieres preparar una carrera popular?

¿Deseas correr la «San Silvestre» con tus hijos? ¿O participar en una carrera que organiza tu empresa? Estupendo, te animo a ello. El problema es que nunca has corrido antes, ¿verdad? O hace tanto tiempo de ello que ya casi no sabes si sabrás coordinar los pies.

Bueno, tranquilidad, si has sido previsor y lo has decidido con algunos meses de antelación podrás participar con dignidad y, además (y lo más importante), disfrutarás con la experiencia. Hablaremos de cómo conseguirlo.

Pero si lo que pretendes es competir al máximo para ganar a José Julián, tu detestable compañero de trabajo que lleva entrenándose desde que era un chaval, entonces este no es el libro que necesitas.

¿Y aquí vas a aprender cómo hacer todo esto?

Al menos te daré la información básica más importante, para que sepas por dónde empezar y evites prácticas dañinas, por si decides ignorar mi consejo de contratar los servicios de un entrenador.

Estoy seguro de que solo con este primer capítulo ya habrás aclarado algunas dudas (o eso espero).

¿Quién soy?

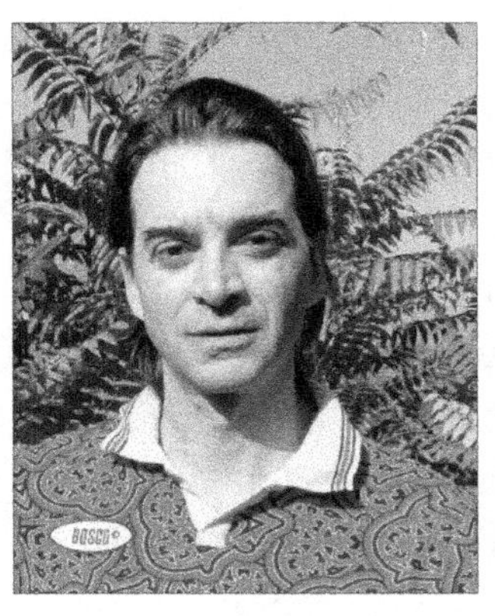

NO seré yo quien te diga en quién debes confiar, eso es tarea tuya. Tampoco sé venderme, así que lo que haré será contarte qué he hecho estos años relacionado con el deporte.

Soy entrenador desde 1990. Empecé con niños en la escuela de atletismo de Santurtzi (Vizcaya). Después dirigí durante varios años la escuela de atletismo de Barakaldo, localidad cercana a Santurtzi.

Mientras, entrenaba un grupo de jóvenes que fueron creciendo y especializándose en salto con pértiga, el evento atlético más complicado y, según lo veo yo, más completo del atletismo, pues no solo trabajas la técnica y los saltos, sino la velocidad, la coordinación, la acrobacia, la gimnasia deportiva, la fuerza, la fortaleza mental...

De ese grupo de niños salió el actual plusmarquista nacional en salto con pértiga, Montxu Miranda. Llegó a saltar 5.81 metros que continúa siendo la mejor marca española de todos los tiempos. Fue noveno en los juegos olímpicos de Sídney en el año 2000; cuarto en el campeonato de Europa absoluto de pista cubierta celebrado en Valencia en 1998; sexto en los campeonatos del mundo de pista cubierta (Lisboa, 2001), subcampeón de Europa sub 23, multitud de veces campeón de

España, plusmarquista español sub 23 en salto con pértiga, con 5.78 m, y muchos más méritos.

También entrené a la pertiguista Mar Sánchez quien, aunque fue olímpica antes de entrenar conmigo, conseguimos mejorar su marca personal.

Mi segundo mejor pertiguista fue Igor Bychkov. Juntos logramos una mejor marca de 5.65 metros y también fue atleta olímpico. En esa ocasión tuve la oportunidad de acompañarlo como integrante del equipo nacional a Londres´2012. También conseguimos ganar un montón de campeonatos de España.

Asimismo, con otros pertiguistas jóvenes, ganamos los campeonatos de España de sus categorías. Incluso, Luis Moro, siendo junior, venció en el de la categoría absoluta. Muchos de ellos fueron internacionales en pruebas de alto nivel.

Durante 19 años (desde 1998 hasta la actualidad) he desarrollado esta labor en el Centro de Alto Rendimiento Deportivo de Madrid (España), 17 de ellos contratado por la Real Federación Española de Atletismo.

Trabajé como preparador físico de tenistas. Entre ellas Virginia Ruano, quien en aquel tiempo logró el primer puesto en el *ranking* de la WTA en la modalidad de dobles (jugaba de pareja con la argentina Paola Suárez).

También me encargué de la preparación física de la tenista Gala León (la 27 en el citado listado de las mejores tenistas del mundo, en la modalidad individual).

He preparado a opositores a bombero y policía, y utilizo los métodos aprendidos con el atletismo para ayudar a mejorar la forma física de principiantes y deportistas aficionados. También me he encargado de corredores populares.

Soy profesor de la Escuela Nacional de Entrenadores de Atletismo de la RFEA, en la asignatura de «El entrenamiento del salto con pértiga».

Colaboro con federaciones autonómicas y con grupos de pertiguistas ofreciéndoles asesoramiento técnico.

He escrito varios libros sobre el entrenamiento del salto con pértiga, incluyendo uno que me satisface especialmente, pues va dirigido a los principiantes y a sus allegados. Se titula: «El salto con pértiga explicado a principiantes, familiares y amigos» y me hubiese gustado añadir: «y a curiosos que opinan de todo y a comentaristas deportivos», ja, ja, pero ya salía un título demasiado largo.

También he iniciado **una serie sobre «Vida sana»**. Este libro es el tercer volumen. El segundo es la modalidad femenina de este trabajo: «Adultas en forma». El primero lo dediqué a la alimentación y el cuarto ofrece consejos sobre el cuidado de los gatos para quienes se inicien en ese loable menester.

Actualmente continúo entrenando a pertiguistas y a atletas escolares (niños). También a deportistas aficionados y a gentes de todo tipo que deseen mejorar su condición atlética para sentirse más sanos y vitales. Esta labor la desarrollo en Madrid (España).

Puedes ver multitud de entrenamientos (sobre todo de salto con pértiga) <u>en mi canal de YouTube «Polvoltim»</u>.

¿Para quién es este libro?

ESTÁS pensando en empezar a practicar un poco de deporte o ejercicio físico y no sabes cómo empezar; este libro es para ti.

El médico te ha ordenado que camines, que nades, que corras, que hagas algo, pero que lo hagas ¡ya!; este manual te va a ayudar.

Eres **el padre de un chaval** que ha empezado a hacer deporte y no tienes mucha idea sobre entrenamientos ni deporte-salud. Te gustaría aprender más para poder conversar con tu hijo de forma que no parezcas un ignorante; esta lectura te dará las bases para que puedas hacerlo.

Eres el mismo padre de antes y resulta que tienes otro hijo que se ha apuntado a atletismo. **Querrías compartir esa afición con él o ella**, pero necesitas saber algo más antes de lanzarte al ruedo. Bueno, yo soy, ante todo, entrenador de atletismo. Por eso, el tipo de trabajo que voy a mostrarte en estas páginas estará basado, en gran parte, en el que realizan los atletas para mejorar su forma física. Sin embargo, no hablaremos en profundidad de las especialidades atléticas. Para quienes estéis interesados en este tema, tengo en proyecto un libro que se titulará «Atletismo para papás y mamás» (o algo así. Admito sugerencias sobre el título).

Quieres **bajar de peso o aumentar tu fuerza, resistencia, etc.** Pero lo único que has recibido son consejos de dudosa efectividad que, con muy buena intención, te han ofrecido tus amigos. Tras leer la información aquí contenida podrás tomar tus propias decisiones.

Te gustaría **empezar a correr**, pero cada vez que lo haces no aguantas ni diez minutos. Lo has intentado varias veces y, por fin, has decidido dejarlo por imposible. Tranquilo, el problema es que no has sabido iniciarte. Te ayudaré y casi sin darte cuenta estarás corriendo.

Has hecho **una apuesta** con los compañeros del trabajo. El reto es un partido de fútbol o una carrera de un kilómetro o incluso un cien metros lisos... Vaya, esta es la opción que menos me gusta. Deberías hacer ejercicio por gusto y por mejorar tu salud, no para competir en una apuesta, pero en fin. En este caso sí que es muy recomendable que hables con un entrenador personal para que dirija tus entrenamientos. Si has descartado esta opción, entonces necesitarás saber los fundamentos que explicaremos aquí para que por lo menos entrenes con «cabeza» en lugar de solo con el corazón.

Tienes muy **poco tiempo** y no puedes desplazarte a un gimnasio o debes utilizar el del trabajo, incluso aunque no cuente con mucho material. Pues la mejor forma de que consigas organizar un plan coherente y efectivo es disponer de conocimientos como los que voy a transmitirte.

Estás **rehabilitando de una lesión** o de un accidente. En ese caso debes ponerte en manos de un fisioterapeuta. No es negociable ni aconsejable que organices tú mismo las sesiones de terapia basándote en un libro. Eso sí, si como complemento teórico deseas comprender mejor lo que haces en tus sesiones de rehabilitación, necesitarás unas nociones básicas que trataré de ofrecerte.

O también te vendrá bien esta información si simplemente deseas **adquirir unos conocimientos básicos que te sirvan para hablar con propiedad** cuando converses con tus amigos sobre la preparación física referida al fútbol, al atletismo o a cualquier otro deporte. Porque, aunque una de las claves del alto rendimiento deportivo es que el entrenamiento debe ser lo más específico posible para el deporte en cuestión, resulta que las bases del entrenamiento y de la fisiología humana son las mismas para todo el mundo.

Eres un chaval que quiere hacer **ejercicio para mejorar su aspecto físico y gustarle a esa chica o a ese chico** de quien te has quedado «pillado». Pues te recomiendo que cierres el libro y corras a apuntarte a un club de atletismo, de natación, de taekwondo, de *fitness*, de voleibol, de ciclismo... Uno de los aspectos más importantes del deporte debe ser que te permita establecer nuevas y saludables relaciones sociales. Si ya perteneces a un equipo y, además, quieres ampliar conocimientos, entonces este libro te ayudará. Pero no deberías sustituir el entrenamiento con gente de tu edad por seguir los consejos de un libro sobre preparación física.

No estás en un club, sino que **entrenas por tu cuenta** con un grupo de amigos utilizando las barras fijas y las paralelas de parques, trabajando lo que se llama **«calistenia»**, *street workout* y especialidades similares; aquí encontrarás informaciones que deberías tener en cuenta para poder entrenar con fundamento.

¿Por qué entrenar?

COMO ya has visto, hay muchas razones por las que podrías decidirte a iniciar un programa de preparación física. La mayoría de las veces solo nos planteamos esta opción cuando no hay más remedio o nos amenaza la enfermedad. No debería ser así.

Hacer ejercicio, aunque sea muy poco, tiene enormes beneficios para tu salud. Eso sí, no vale eso de entrenar un día y dejarlo hasta la semana que viene. Luego, descansar un mes y salir a correr otro día... De hecho, esta opción no es para nada saludable. Lo habrás escuchado mil veces: **la constancia es la clave**. Pero **también lo es la paciencia y el sentido común** (no será la última vez que te lo diga).

¿Qué tipo de beneficios puedes obtener?

- No solo vivirás más años, sino en mejores condiciones.
- Lograrás que tu corazón se esfuerce menos y que lo haga de forma más eficiente. Cuando realices un esfuerzo, el corazón será capaz de bombear mayor cantidad de sangre.
- Prevendrás la aparición de enfermedades.
- Prevendrás la aparición de infartos y de trombosis cerebrales.
- Ayuda a controlar enfermedades que ya padezcas: hipertensión, osteoporosis, diabetes, ateroesclerosis, ansiedad, etc.
- Mejorarás tu fuerza y resistencia física.

- En este sentido, se previene el deterioro muscular que se va produciendo a medida que cumples años. Por regla general, los problemas físicos del envejecimiento (debilidad, torpeza, falta de energía, incluso desgana, aburrimiento y apatía), se producen por la inactividad, no por el envejecimiento en sí.
- Prevendrás los dolores de espalda, pues estos pueden producirse por falta de tono en los abdominales y los lumbares. También por sentarse en malas posturas, por la falta de estímulos físicos (incluso por no cargar pequeños pesos), por estar demasiado tiempo sentado o tumbado (los isquiotibiales, que son los músculos que tienes en la parte trasera de tus piernas, entre el culo y la rodilla, se acortan y es uno de los motivos de los dolores de la espalda).
- Además, comprobarás que tu vida habitual se ve enriquecida: no te costará subir escalones, cargar con las bolsas de la compra o caminar unos kilómetros en lugar de tomar el autobús.
- Por tanto, si ya tienes unos años, lograrás mayor independencia.
- Mejora la densidad ósea (o como mínimo la mantiene).
- Mejora el funcionamiento del sistema venoso, lo que prevendrá la formación de varices.
- Te ayudará a controlar el peso, ya que estimularás el uso de las grasas y tu organismo las utilizará de forma más eficaz cuanto más entrenado estés.
- Mejora el sistema inmunológico.
- Dejarás de sentirte como un palo de escoba y mejorarás tu elasticidad y flexibilidad. También la coordinación de los movimientos; ¡dejarás de ser un torpe!
- Verás beneficios, incluso, en tu vida sexual.
- Además, **si cuentas con la ayuda de un entrenador, este te enseñará a realizar los ejercicios de forma segura y**

eficaz. En las sesiones prácticas y presenciales, los entrenadores te adiestramos en la mejor manera de cargar pesos, para que no te supongan un riesgo y para que lo hagas sin demasiado esfuerzo. Algunos ejercicios de fortalecimiento muy saludables, como el reforzamiento de los abdominales, se pueden convertir en un serio problema si se realizan mal.

Y ¿qué hay de los efectos psicológicos?

- Te ayuda a relajarte y a bajar el nivel de ansiedad.
- Rebajará tus niveles de ira y agresividad (si es que tienes un carácter...).
- Te sentirás con mayor energía y desaparecerá esa horrible sensación de fatiga permanente.
- Mejora la imagen que tienes de ti mismo y eso conlleva un incremento de la autoestima. Acometerás tus empresas diarias con mayor seguridad.
- El deporte mejora tu capacidad de decisión (tiene relación directa con lo anterior).
- Te ayudará a conocer a gente nueva y a mejorar tus relaciones sociales.
- Dormirás mejor.
- En definitiva, te verás recompensado con un bienestar general que no obtendrás de ninguna otra forma. Se podría decir que habrás conseguido una «mayor juventud».

Al margen de los beneficios para la salud de tu organismo y de tu psique, **también obtendrás otros efectos positivos inesperados**. ¿Quieres un ejemplo? Además de estos manuales sobre salud y deporte escribo novelas de fantasía, terror y ciencia ficción. Al principio, cuando salía a correr lo hacía escuchando música o *podcast* de los programas de radio que más me gustan (literatura, ciencia, rock, *heavymetal*, misterios, ovnis...). Un día olvidé cargar los nuevos programas en mi teléfono, con lo que solo pude escuchar mis propios pensamientos. Bien, pues **en ese rato se me ocurrió la idea y gran parte de la trama de la que sería mi tercera novela de fantasía y aventuras «Mascotas y fieras»** (puedes ver un vídeo de presentación en www.javinavas.es/mascotasyfieras. En él explico cómo me asaltó la idea y verás el lugar por el que corría cuando sucedió). Tras eso no he vuelto a llevar música o *podcast* cuando salgo a «rodar». Lo que no puedo olvidarme bajo ningún concepto es mi móvil, pues es donde voy grabando notas de voz con la multitud de ideas que se me ocurren y que implemento en mis novelas. Incluso, me ha ocurrido que me he visto «atrapado» en determinadas escenas, sin saber cómo solucionarlas y ha sido en el momento de correr por medio del campo cuando, de la forma más repentina, me ha asaltado la idea que ha salvado la situación. No deberías menospreciar esta anécdota, pues aunque no tengas intención de escribir historias sí que podrías encontrar ideas para tus problemas cotidianos. Por ejemplo si eres muy pesimista respecto a algún tema. O no haces más que darle vueltas a un asunto y no se te ocurre nada para solucionarlo. ¡El ejercicio y escuchar tus pensamientos acudirán en tu ayuda! Parte del secreto es que **correr te relaja y te permite pensar con mayor claridad.**

Ojalá no, pero si se da el caso de que estás deprimido, o padeces ataques de ansiedad por problemas laborales o económicos, o sufres de continuo…, pues en esas situaciones tendemos a entrar en bucle y a repetir una y otra vez todo lo que nos aflige sin lograr escapar de ese pozo oscuro. Simplemente haciendo un poco de ejercicio verás las cosas de otro modo. Es evidente que esto no solucionará tus problemas, pero te sentirás mejor y podrás pensar con mayor claridad. Tu ritmo cardíaco se estabilizará y te ayudará a romper con el pensamiento obsesivo y destructivo. A lo mejor es lo que necesitas para encontrar ese primer clavo ardiendo al que aferrarte, para poder buscar el segundo y, después, el tercero, hasta que logres salir del abismo. Si este es tu caso; mis mejores deseos son para ti. Ojalá que tras leer estas líneas te pongas en marcha y decidas empezar a ejercitarte, aunque sea a baja intensidad.

¿Qué necesitas para empezar?

LO más importante son **tus motivos**, ¿has pensado en ellos? Es vital que sean poderosos, como ya te expliqué en el primer capítulo. No te preocupes demasiado si aún no has encontrado las ganas, a medida que veas los resultados le irás cogiendo gustillo y disfrutarás con el ejercicio. **Motivación + ganas + disfrute** resultan una combinación muy poderosa.

Ahora bien, hay algunas cosas que te facilitarán la tarea: una ropa deportiva cómoda con la que te sientas bien y que te guste, coherente con tu estilo. Unas zapatillas deportivas ligeras y acordes a la actividad que desees practicar: no es lo mismo si piensas hacer solo estiramientos, movilidades y fortalecimiento dentro de una sala que si vas a salir a correr por el parque. Quien mejor te va a asesorar, si no tienes un entrenador personal, será el dependiente de la tienda. Y es mejor que acudas a una de deportes, ya que, habitualmente, están atendidas por deportistas e incluso entrenadores.

No es preciso gastarse un montón de dinero en las zapatillas. Hasta las marcas más conocidas disponen de ofertas y modelos baratos. Piensa que la última tecnología solo te será útil si vas a competir como federado o a correr una carrera larga, como una media maratón, una maratón o un *ironman*. Para entrenar a nivel de aficionado debes optar por una buena calidad, claro, pero no será necesario el último modelo, ese que incluso sirve para viajar al espacio.

Sin embargo, si lo que quieres es hacer un poco de todo, como disfrute o para estar en forma, no necesitarás equiparte de forma específica para cada deporte si no te lo puedes permitir, y te bastará con estos consejos generales que te doy en este capítulo.

Lo ideal sería que tuvieses acceso a un gimnasio equipado con buenas máquinas cardiovasculares y de fortalecimiento, mancuernas, *fitballs*, colchonetas… Este tipo de equipación es muy básico y podrías encontrarlo en el gimnasio de tu polideportivo local.

No obstante, ni siquiera hace falta nada de todo esto, te basta con el peso de tu cuerpo y algunos conocimientos para saber cómo utilizarlo en beneficio propio.

También puedes hacerte con bandas elásticas, con las que se puede simular un gimnasio al completo. Estas bandas las venden en tiendas deportivas, en Amazon, etc. Normalmente se distinguen por colores que se relacionan con la resistencia o la fuerza que ejerce cada banda. Si tienes una ortopedia cerca de casa también puedes utilizar lo que han usado los atletas toda la vida: las gomas quirúrgicas. Son esas de color anaranjado o marrón que tienen forma de tubo y que cuanto más gruesas sean más cuesta estirarlas. Son más feas que las bandas elásticas, pero igualmente efectivas y más baratas. Lo bueno del entrenamiento con elásticos es que puedes llevarlos en la mochila o en el maletero del coche y aprovechar cualquier momento para ejercitarte.

Es imprescindible contar con una botellita de agua que podrás complementar con electrolitos (sales minerales), pero esto lo veremos en el próximo capítulo.

Si vas a entrenar al aire libre necesitarás una gorra con visera, ligera y que transpire y, también, unas gafas de sol. Además, en verano, es importante que protejas tu piel con alguna crema solar.

Las mujeres necesitarán un sujetador deportivo. Este ha de ser cómodo, que sujete bien para reducir el movimiento de los pechos y ha de permitir la transpiración.

Los calcetines deben ser cómodos y que transpiren bien. Los hay más cortos y más largos y usar unos u otros dependerá de tus preferencias.

¿Cintas para el pelo? ¿Guantes? ¿Muñequeras? ¿Calentadores para las piernas? La mayoría de las veces son elementos prescindibles y la gente los usa por estética. Si los necesitas lo sabrás.

Por ejemplo, si te ejercitas en el exterior en invierno y tus pantorrillas se quedan un poco frías, utiliza los calentadores.

Si sudas una barbaridad y el sudor se te mete en los ojos, sí te vendrá bien usar una banda absorbente para la cabeza.

Si tus manos son muy delicadas o por tu trabajo deben estar impecables, usa guantes deportivos, pero solo si vas a agarrar pesas o a colgarte de barras o a hacer bicicleta y cosas así. A no ser que haga frío, ¿qué sentido tiene llevar guantes para el *running*?

Y más o menos esto es todo.

¿Has decidido que entrenarás en tu casa?

Es una buena opción. El material que necesitarás podría ser algo así como lo que te explico a continuación.

Una **colchoneta**. No es necesario que sea muy grande. Si mide alrededor de 1.75-1.85 metros de largo y de 50 a 70 centímetros de ancho te puede bastar. Lo que importa es que sea cómoda y, ¡ojo!, «cómoda» no es sinónimo de blanda. Evita las que sean muy blandas y también las típicas de tatami, que son «de piedra». Esta colchoneta te servirá para hacer estiramientos, ejercicios de abdominales, fondos de brazos, lumbares, y un montón de ejercicios más. Y además, ¿por qué no?, para relajarte tras el entrenamiento. Procura que sea de un material que puedas limpiar con facilidad. Algunas personas utilizan una simple esterilla, de las que se llevan enrolladas en la mochila cuando te vas de acampada. Bueno, no es la opción más elegante, pero puede servir si quieres salir al campo a hacer tus ejercicios y no te apetece tumbarte directamente sobre la hierba.

Un *fitball*. Lo habrás visto en gimnasios o en programas de televisión. Es ese balón gigante que se infla con aire. Los hay de diferentes diámetros y colores. Algunos disponen, incluso, de un par de «cuernos» para que te sujetes con las manos. Es una opción interesante y muy barata para hacer ejercicios de equilibrio, coordinación, fortalecimiento y de propiocepción (ejercicios para que la musculatura trabaje de forma refleja e inconsciente y fortalezcas esos pequeños músculos que nunca ejercitamos. Se pueden hacer, entre otras formas, con equilibrios). El *fitball* también te ayudará si estás rehabilitando de una lesión. Puede bastarte uno sencillito, de un diámetro de entre 60 y 80 centímetros. También puedes jugar con la cantidad de aire con que lo llenas, así lograrás una mayor o menor dificultad. Es muy sencillo ir probando hasta que encuentres la presión que más te guste. En YouTube encontrarás multitud de ejercicios para trabajar con el *fitball*.

Algunas **bandas elásticas** de diferentes colores (tensiones) o gomas quirúrgicas de varios grosores (bastará con dos metros de largo).

Un **pulsímetro**. Este artilugio se coloca alrededor del pecho y transmite tu ritmo cardíaco a un reloj. Algunos ya lo hacen a tu teléfono móvil. ¿Para qué? Pues para controlar el ritmo del ejercicio y evitar que te esfuerces por encima de tus posibilidades.

Un par de **mancuernas**. Las mancuernas son pequeñas barras de pesas con discos a los lados. Las hay «fijas», es decir, con un peso determinado, con lo que deberías hacerte con una gama completa si pretendes ir incrementando la sobrecarga a medida que mejores o para los diferentes ejercicios. Y también las hay en forma de barra corta que cargarás con pequeños discos de diferentes pesos que podrás adquirir a medida que los necesites. Te recomiendo esta última opción. Eso sí, es muy importante que utilices unos cierres seguros para evitar que los discos se salgan y te chafen el suelo o, peor, el dedo meñique del pie.

Si no tienes problemas de sobrepeso y estás en una forma física aceptable puedes hacerte con una sencilla **comba** o cuerda para saltar. Con ella puedes hacer un montón de ejercicios aeróbicos y cardiovasculares en un metro cuadrado de espacio. Si vas a decidirte por una de estas, empieza ya a camelarte a tu vecino de abajo, para que no suba con la escopeta cargada a pedirte que, por favor, dejes de pegar brincos que le vas a desarmar la lámpara, ¡bang, bang!

Y aunque te recomiendo encarecidamente que salgas al parque o al campo a correr o a pasear en bici, puede ser que haga un día lluvioso o desapacible. En estos casos te podría venir bien una bicicleta estática o una cinta de correr o una de *step*. También las hay de remo, que me parecen muy completas e interesantes. Las más modernas llevan una pantalla en la que aparecen personajes remando en sus barquitas. Tú eres uno de ellos y podrás competir contra otro u otros que irán a varios ritmos preestablecidos. Puedes «jugar» a ganar o simplemente a seguir el ritmo. Pero ¡piénsatelo bien antes de gastarte un dineral en estas máquinas! La mayoría de quienes las adquieren empiezan muy emocionados a utilizarlas y poco a poco se van convirtiendo en el lugar en el que dejar la ropa al irte a dormir o para que se seque. En serio, es mejor salir a la calle a que te dé el aire, y si es en buena compañía, mejor.

Existen más cosas, por supuesto. Hay gente que se instala en casa unas espalderas, coloca una barra horizontal para hacer dominadas (flexiones de brazos estando colgado de las manos). Algunos disponen de un **TRX**, que es un sencillo y moderno sistema de cinchas que te permite trabajar la fuerza utilizando el peso de tu cuerpo. La imaginación no tiene límites en este menester, pero con lo más básico de lo que te he contado tienes de sobra para empezar. Si, más adelante, tu forma física mejora tanto que necesitas otro tipo de complementos, no te preocupes que podrás conseguirlo y aún así continuarás utilizando lo que ya tenías.

¿Ya lo tienes todo? ¿Estás preparado? Te estoy imaginando embutido en una malla de licra de última generación, con guantes, muñequeras, calentadores, una cinta en el pelo… A ver, si eres feliz así, pues adelante, pero en serio que esto es más fácil.

Y ahora una advertencia. Por regla general se hace al principio de este tipo de capítulos, pero primero he querido «engancharte» y emocionarte con la actividad que vas a iniciar para pasar a un asunto más serio que no debemos ignorar bajo ningún concepto.

Es necesario que te realices un chequeo médico antes de empezar a practicar cualquier tipo de deporte (hombre, se entiende que si el deporte escogido es el ajedrez, a lo mejor no haría falta).

Sobre todo si tienes 35 años o más. ¿Por qué esta edad? No me lo he inventado yo; es lo que recomiendan los médicos. Al parecer, las estadísticas indican que a partir de esta edad podría haber más incidencias de tipo cardíaco. Estas **serían fácilmente controlables si se detectan a tiempo**. En cambio, sin tratamiento podrían verse afectadas de forma negativa por una actividad física inadecuada.

No te preocupes, el examen médico no es nada complicado y tu médico sabrá que variables controlar cuando le expliques el deporte que has escogido. Si no quieres hacerlo por ti mismo, al menos sí por quienes te quieren y te desean lo mejor. Y ¿por qué no?, para que no des sustos a tu entrenador personal, si es que has optado por contactar con uno. O, incluso, al humilde autor de un libro sobre preparación física.

El entrenamiento invisible

HAY un entrenamiento que no se ve… ¿En serio? Pues resulta que sí, y sabes de qué estoy hablando. Se trata de la alimentación, el descanso, los medios de recuperación, el estilo de vida, la hidratación… ¿Qué pensabas? ¿Qué bastaba con ponerse unas zapatillas y un chándal y salir a correr?

Si estás leyendo este libro es porque has decidido cambiar tu estilo de vida a uno mejor, más saludable. No te limites al ejercicio; con muy pocos cambios lograrás que todo juegue a tu favor. Solo has de tener un poco de coherencia y sentido común. Tampoco es que haga falta privarse de nada.

Ya que has decidido dar un paso en pos de costumbres más sanas, ¿no crees que merece la pena hacerlo bien?

La alimentación.

Mira, no estoy hablando de dietas ni de pasar hambre, pero sí de comer con cabeza. Te lo explicaré para intentar que compartas esta visión y que te impliques en su puesta en acción.

¿Para que comemos?

No es para «quitar los ruiditos que hacen las tripas», es para obtener energía. También para reponer «materia prima» imprescindible para reparar tejidos, crecer, etc. Cierto es que comer supone un placer y para muchos se convierte en un objetivo. Si tu meta es, sobre todo, comer todo lo que puedas, pero aun así quieres hacer ejercicio, al menos intenta leer este capítulo y poner en práctica algunas de las ideas que voy a darte. Es mejor hacer un poco de ejercicio, aunque no lo acompañes de un estilo de vida saludable, a continuar sentado todo el tiempo en el sillón viendo la tele.

Se puede disfrutar de la comida y además seguir este estilo sano del que estamos hablando. ¿Cómo? Habrás oído hablar de **la dieta mediterránea**. Esta no es más que una de muchas formas que hay de organizar tus alimentos para que resulten ser lo más saludables posible.

¿Crees que vas a tener que eliminar del menú las hamburguesas, las pizzas o los chuletones? Pues estás equivocado. Una de las cosas que has de tener claro es que las obsesiones no son buenas. Si te empeñas en contar las calorías, pesar los alimentos y eliminar del menú todo lo que te gusta debido a que no es verde o magro, a lo mejor comerás muy sano pero no disfrutarás. ¡Y una vida saludable implica disfrute y felicidad!

Lo entenderás enseguida. **¿Cuáles crees que son los objetivos de una alimentación saludable?** Puedes hacer una lista y, a continuación, compararla con la que te muestro.

- Ayuda a nuestro organismo a funcionar de la mejor manera posible.
- Sirve para prevenir enfermedades o ayuda a sanar si ya nos encontramos «pachuchos».
- Asegura la reproducción (aunque previamente tendrás que salir de discotecas o ser muy activo y persuasivo en los chats o en las redes sociales). Una vez logrado esto, gracias a la nutrición se favorece la gestación y la lactancia.
- No crecerás de forma adecuada si no te alimentas bien.
- Tu inteligencia tampoco se desarrollará como es debido si sufres carencias nutricionales.

- Cubre tus necesidades energéticas.

Pero, además, **la alimentación debe servir para adquirir hábitos de vida saludable** (estoy pesadito con esto ¿verdad?). ¿Cómo conseguirlo?

- Evita las calorías «vacías» siempre que sea posible. Aunque no pasa nada por tomarte un pastelito de vez en cuando.

    ¿Qué son las calorías vacías? Todos esos alimentos que no nos aportan nutrientes útiles. Por ejemplo los pastelitos o los alimentos grasos que tomamos y que lo único que tienen son grasas o azúcares en cantidades excesivas.
- Come lo necesario. No te atiborres.
- Escoge productos frescos, es decir, esos que no están manipulados, ni congelados, ni conservados.
- La dieta debe ser variada.
- Disfruta con tus menús y utilízalos para fomentar las relaciones sociales.

No he hablado de dietas ni de restricciones brutales, ¿te has dado cuenta? Excepto por una necesaria imposición médica, la alimentación no debe suponer un escollo, sino algo más que contribuya a tu felicidad y bienestar.

Entonces ¿qué alimentos debes tomar y con qué frecuencia? Te daré unas pinceladas para estimular tu curiosidad (y tu apetito), pero recuerda que este libro está dedicado al entrenamiento, no a la alimentación. Si deseas profundizar más en este tema te aconsejo que eches un vistazo a mi libro «Alimentación saludable. Fundamentos». En él te explicó qué alimentos comer y cómo has de organizar tu menú. Puedes informarte en www.javinavas.es/vidasana.

Basaré mis recomendaciones en la mencionada dieta mediterránea.

La dieta mediterránea.

Sus características principales son:

- Consumo muy alto de legumbres, vegetales, frutas, pan y otros cereales, sobre todo trigo y arroz (mejor en su forma integral) y frutos secos.
- Utilización del aceite de oliva como principal fuente de grasa. Además, **es el mejor para tus frituras**, ya que aguanta el doble de temperatura sin degradarse que los demás aceites vegetales (hasta 200º), por tanto sus ácidos grasos no se saturarán (que es lo peor de las grasas).
- Consumo moderado-alto de pescado.
- Consumo moderado de huevos.
- Consumo moderado-bajo de leche y de productos lácteos. Estos últimos, preferiblemente en forma de yogur y queso fresco.
- Consumo moderado-bajo de pollo y otras aves de corral, así como de mariscos.
- Consumo moderado u ocasional de alcohol, preferiblemente durante las comidas y en forma de vino.
- Escasa ingesta de carnes rojas (carnes grasas) y productos derivados de la carne (por ejemplo, los embutidos y los fiambres).

Es decir, **lo que de verdad caracteriza a la dieta mediterránea son los siguientes nutrientes**: hidratos de carbono complejos, fibra, ácidos grasos monoinsaturados y omega 3, vitaminas antioxidantes y compuestos bioactivos (son sustancias químicas que se encuentran en los alimentos de tipo vegetal en pequeñas cantidades. No resultan imprescindibles, pero cumplen importantes funciones en el organismo).

Qué alimentos tomar y con qué frecuencia

Todos los días.

Frutas, verduras, hortalizas y cereales. Aceite de oliva (en cantidades bajas).

En cada comida puedes tomar algo de pan acompañando a un plato de arroz (ambos, mejor integrales), de cuscús, de pasta o también de legumbres.

Tanto en la comida como en la cena deberías añadir verduras. Es mejor si algunas las consumes crudas (bien limpias).

Siempre que no seas intolerante a la lactosa, estaría bien que incluyeses un lácteo diario, mejor en forma de yogur o queso fresco, pero puedes contemplar otras posibilidades. Los desnatados son una opción si te gusta su sabor/textura. Lo que sí debes hacer es controlar que no contengan azúcares añadidos (muchos de los desnatados incluyen demasiada cantidad de azúcar y otros suplementos) y tomar solo una ración diaria, o dos si consideras que has escogido una opción sana.

Tendrías que convertir la fruta en tu postre preferido, de esa forma te asegurarías de que tomas las cinco raciones diarias recomendadas. ¿Has escuchado alguna vez que hay que **comer la fruta en primer lugar**? No es mala idea, te puede ayudar con la glotonería, ya que la fibra te dará sensación de saciedad. También es adecuada para «picotear» a media mañana o como merienda.

Tres o cuatro veces a la semana.

Pescado. Una o dos veces que sea de tipo azul (en el libro «Alimentación saludable. Fundamentos» explico los diferentes tipos de carnes y pescados que podemos utilizar en nuestra dieta).

Legumbres (procura ir variándolas). Aquí, el riesgo es lo que utilizamos para acompañarlas: morcilla, chorizo, tocino… ¡No eches la culpa de tu sobrepeso a las legumbres!

Huevos. Es un alimento que contiene nutrientes de alta calidad.

Una o dos veces a la semana.

Jamón, carnes blancas, aves.

Siempre que puedas, es mejor que escojas carnes blancas o magras en lugar de las rojas o grasas.

Algunos estudios recientes hablan de las virtudes del jamón serrano e incluso recomiendan comer pequeñas cantidades cada día. Aquí no voy a llegar tan lejos, pero sí lo considero un alimento sano siempre que lo tomes con moderación y elimines la parte más grasa («lo blanco» que tanto gusta a algunos).

La piel del pollo y otras aves es sumamente grasienta, es mejor que la evites, aunque si te gusta mucho (por ejemplo la del pollo asado) y la comes de vez en cuando tampoco debería ocurrir nada.

Alguna vez al mes.

Carnes rojas, dulces, bollos, mantequilla, margarina, embutidos…

La carne roja debe consumirse en pequeñas cantidades y de forma moderada. Es mejor si forma parte de guisos y recetas parecidas. De la misma forma, si tomas embutidos, procura hacerlo como parte de bocadillos o acompañando a otros alimentos más «sanos» en un mismo plato, ¡que tu cena no consista en una combinación de embutidos!

La hidratación.

Cada día, en condiciones normales, deberías tomar entre dos y tres litros de agua. Parte lo harás gracias a las comidas, el resto tienes que beberla directamente, que puede ser por medio de infusiones y bebidas parecidas. Ten la precaución de que no estén azucaradas o lo estén muy poco. Lo mismo para los caldos; pueden ser un gran alimento siempre que sus niveles de sal y de grasa sean muy bajos.

Los deportistas, en función de la intensidad y del volumen del entrenamiento, necesitarán mayores cantidades de agua. También puede venir bien mezclar en el líquido sales minerales, aunque en menos cantidad (mezcla hipotónica) de la que te recomiendan los fabricantes (mezcla isotónica): se absorben mejor por el organismo y son más saludables.

Debes tener en cuenta que hay que beber a menudo para no llegar a tener sed, pues esto indicaría que ya estás ligeramente deshidratado y tu rendimiento físico se habrá visto perjudicado. Puedes comprobarlo observando el color de la orina: si es amarillenta y espesa querrá decir que no has bebido lo suficiente; en cambio, si es clara te estará indicando que te has hidratado de forma correcta.

La alimentación de los deportistas.

En realidad, si tu dieta es equilibrada y sana, no necesitarás nada más. Quizás en algún momento te pueda venir bien tomar un pequeño aporte extra de magnesio, vitamina C y/o E, pero poco más. No te dejes engatusar por los batidos de proteínas o los aminoácidos, etc. Estos productos solo son útiles si entrenas de forma seria y constante y con ánimo de lograr el máximo rendimiento. Si no es así, obtendrás todos los nutrientes que necesitas con tu dieta.

He resumido muchísimo lo que deberías saber sobre alimentación, pero no me parece correcto repetir aquí lo que ya he escrito en el manual «Alimentación saludable. Fundamentos». El objetivo fundamental de este apartado es estimular tu interés, darte algunos puntos clave que debes tener en cuenta y animarte a buscar más información.

El descanso.

Sin descanso no hay mejora. Así de sencillo. Tampoco me refiero a que te tumbes en el sofá, pero sí a que debes alternar el entrenamiento con actividades menos exigentes. De este modo darás tiempo a tu organismo a recuperarse y a lograr la **«supercompensación»**. ¿Qué es esto? Con el entrenamiento nos sometemos a un «estrés» controlado. El esfuerzo obliga al organismo a adaptarse al esfuerzo. A medida que pasen los días, el entrenamiento y el descanso, trabajando de forma coordinada, llevarán tu cuerpo a un nuevo estado, más capaz, más sano, con mayor potencial… Eso es la supercompensación.

Pero si crees que cuanto más te entrenes, mejor. O que si estás cansado es porque necesitas entrenar más, te estarás confundiendo y no solo no vas a mejorar, sino que, además, podrías enfermar o lesionarte.

¿Cuándo descansar?

Podrías alternar un día de entrenamiento con uno de descanso. O dos o tres de entrenamiento y uno de descanso. Los deportistas profesionales suelen descansar uno o dos días a la semana, dependiendo de la intensidad de sus entrenos. Lo veremos mejor más adelante.

También tienes que tener en cuenta algunas cosas, como que no todos los tejidos que componen nuestro organismo se adaptan al esfuerzo a la misma velocidad. Por ejemplo, si estás empezando a levantar pesos, verás que tu musculatura mejora con rapidez y en pocas sesiones serás capaz de manejar sobrecargas mayores. ¡No lo hagas! **Tus músculos se adaptan al esfuerzo muy pronto, pero tus tendones y ligamentos no**. Necesitan más tiempo para reforzarse. Lo mismo vale si sales a correr y ves que podrías hacerlo durante más tiempo. Estos cambios deben ser progresivos.

Por otro lado, muchas veces la fatiga que podamos sentir no tendrá nada que ver con nuestros músculos y sí con el sistema nervioso central. ¿Cómo es esto? Recuerda esos días que has estado estudiando, o con exámenes, o has tenido problemas en el trabajo, o has discutido con otro conductor, o no has parado quieto en todo el día. En este caso tu fatiga es de otra índole y no tiene relación con los entrenamientos. Estos días es mejor que hagas una actividad física muy ligera, que te guste de veras y que no resulte muy exigente con la técnica o la coordinación. No busques la mejora, solo el disfrute y la recuperación. También lo llamamos «**descanso activo**».

Medios de recuperación.

La mayor parte de las veces, para recuperarte del esfuerzo te bastará con un descanso o un descanso activo, pero, de vez en cuando, viene muy bien utilizar alguno de los métodos que voy a comentarte.

El masaje.

Tiene muchos beneficios siempre que esté realizado por un profesional. Aunque debes saber que esta persona podría detectar que tienes alguna «dureza» o «contractura» y utilice sus dedos o su codo para apretar de forma…, digamos…, insistente. Y tú, durante un rato, te acordarás de toda su familia y del momento en que decidiste acudir a su consulta. Pero si es un técnico competente te estará ayudando. El típico masaje *esparceaceite* que hacen algunos masajistas será muy agradable, pero no resultará demasiado efectivo para recuperar tu musculatura.

Los masajes pueden servir para el tratamiento de lesiones, para mejorar de la fatiga y malestar, para calentar los músculos, para relajarlos después del esfuerzo, para potenciar los efectos de determinados entrenamientos... Lo que nos interesa a nosotros es que si notas que tus piernas están rígidas, o que siempre están fatigadas, o con molestias o, incluso, con dolor leve, un masaje puede ayudarte.

También hay que distinguir entre un masajista y un **osteópata**. Si el origen de tu malestar no es de tipo muscular (una sobrecarga o una fatiga) y proviene de un bloqueo articular, un pinzamiento vertebral o alguna cosa parecida, el masaje te aliviará momentáneamente, pero si no se resuelve la causa del problema recaerás enseguida. Por eso debes acudir a un profesional. Él detectará si lo que necesitas es un masaje o acudir a un osteópata. A veces, es necesario relajar la musculatura en primer lugar para que el osteópata pueda hacer su trabajo.

Algunos de los principales efectos del masaje son:

- Mejora la circulación de la sangre. Los nutrientes llegarán mejor a todos los tejidos que los necesiten.
- Mejora el funcionamiento del **sistema linfático**. ¿Qué es esto? Pues nada menos que un mecanismo del que disponemos que sirve de apoyo al sanguíneo para eliminar los productos de desecho, impurezas o sustancias tóxicas.
- Favorece la liberación de endorfinas, que son moléculas que afectan a tu sistema nervioso, proporcionándote sensación de placer y de felicidad. Te ayudará a reducir el estrés.

El frío.

Es la solución más sencilla y socorrida de los deportistas aficionados. Y tengo que decir que funciona.

Consiste en aplicarse hielo, mejor en forma de polvo, sobre esas zonas más castigadas tras el ejercicio o después de un golpe. Esto te ayudará a recuperarte y, además, evitará en parte los dolores y molestias en caso de que te hayas pasado un poco con la intensidad.

Otra forma de aplicar el frío es sumergirte en una barreño de agua helada (a ver, con la cabeza fuera para que puedas respirar, no seas bruto). Esto es especialmente interesante tras un entrenamiento de alta intensidad, por lo que, si estás leyendo este libro (para principiantes y aficionados), no deberías considerarlo. Sobre todo porque **los baños** de este tipo pueden ser perjudiciales si padeces del corazón o de problemas de circulación.

De la misma forma, si te has dado un golpe, el hielo te ayudará a controlar la inflamación y podría acelerar la recuperación.

Algunos de los principales efectos del frío son:

- Ayuda a eliminar impurezas, como el ácido láctico (este impide a los músculos funcionar con eficacia y te da sensación de fatiga y de pesadez).
- Con el frío, los vasos sanguíneos se contraen y drenan la sangre y las impurezas. Al quitarte el hielo, la zona afectada pide «sangre nueva». Esta llega limpia y cargada de oxígeno y nutrientes que ayudarán a regenerar y a recuperar los tejidos. Cuando haces ejercicio se producen microrroturas musculares que el frío ayudará a reparar.
- Es analgésico, es decir, atenúa el dolor.
- Ayuda a reducir las inflamaciones.

La aplicación de hielo debe hacerse siempre en cortos periodos de tiempo; no pases de diez minutos cada hora. No es aconsejable que te olvides de la bolsita de hielo, colocada sobre tu rodilla, durante media hora mientras ves la tele.

Y, por supuesto, si estás en medio de una carrera popular o a punto de empezar o piensas salir a hacer ejercicio, no se te ocurra ponerte hielo antes o durante. Eso es algo que solo un fisioterapeuta experto puede decidir aconsejarte. Él sabe cómo ponerlo en práctica. Si lo haces por tu cuenta, porque lo has visto en la tele, es muy posible que te hagas más daño.

En el verano de 1997 me encontraba en Turku (Finlandia), ayudando a mi pertiguista Montxu Miranda en el primer campeonato de Europa sub 23 que se celebró. Durante la calificación tuvimos un serio problema y fue que no llegaron nuestras pértigas (algo bastante habitual). Conseguimos que uno de los rivales de Montxu (un pertiguista ruso) le prestase un par de ellas para que pudiese competir. Esas pértigas no eran las adecuadas para él y, aunque logró calificarse para la final, sufrió un accidente: en uno de los saltos, la pértiga se le escurrió de las manos cuando estaba totalmente doblada y salió disparada hacia el cielo como una flecha. Lo malo fue que al extenderse le golpeó en el talón con mucha fuerza. Bien, pues dos días más tarde era la final. Montxu apenas podía correr y cojeaba. Los fisioterapeutas de la RFEA decidieron aplicarle hielo en los descansos entre salto y salto, pero antes de realizar su intento, Montxu tenía que calentar bien la zona. El resultado fue que logramos la segunda plaza y Montxu fue subcampeón de Europa. ¡Pero te estoy hablando de alta competición! Si tú tienes algún dolor, mejor no salgas a entrenar y déjalo para otro día.

Tengo otro ejemplo con un resultado bastante diferente.

Durante un campeonato de España de pista cubierta, uno de los pertiguistas participantes sentía muy dolorido uno de sus tendones de Aquiles. Decidió aplicarse frío en los descansos. Su tendón, rígido y frío, se partió en medio de un intento, durante la toma de velocidad.

Moraleja: **el cuerpo es muy listo y te da señales, ¡hazle caso!** No te arriesgues. Es mejor perder un par de días de entrenamiento que tener que resolver una lesión durante dos semanas o más.

¿Cuándo aplicar el frío?

Inmediatamente tras el ejercicio, para minimizar los efectos perjudiciales del entrenamiento (irritación, microrroturas, acumulación de productos de desecho...) y estimular la recuperación.

Sin embargo, no se aconseja hacerlo en la espalda, ya que no le viene bien el frío. **Ante dolores de la espalda es preferible utilizar el calor**, pero debes asegurarte de que no existen contraindicaciones en tu caso (tu médico aclarará las dudas).

Para lesiones o golpes, se puede utilizar el hielo hasta 48 horas tras el accidente. De nuevo hay que tener cuidado con la espalda y, ante la duda, consultar con el médico o el fisioterapeuta.

Una precaución que debes tener a la hora de aplicarte el hielo es que **no debes ponerlo directamente sobre la piel**, pues podría producirte una quemadura. Por eso, hay que colocar un trapo, paño, o algo parecido entre la piel y la bolsa de hielos.

El calor.

El calor te puede ayudar a relajarte y a recuperar. Mas debes tener **cuidado con su aplicación si tienes alguna inflamación, artrosis o molestias cervicales o en la espalda**. En estos casos, no tendrás más remedio que consultarlo con tu médico.

Recordarás que hemos dicho que el hielo debe aplicarse hasta 48 horas después de un golpe o una lesión. Tras este tiempo, la hinchazón ya habrá descendido y podrás empezar con el calor, aunque a bajas temperaturas para que vayas viendo cómo te sienta.

El calor se puede aplicar de muchas formas: hay geles que se calientan en el microondas, también puedes utilizar una bolsita de arroz que calentarás igualmente, bolsas o baños de agua caliente, la manta eléctrica y, por supuesto, la opción más agradable para muchos: la sauna. Ten cuidado con la temperatura, ya que habrá personas que toleren más que otras, sobre todo con la sauna y, en este caso, es muy importante hidratarte a menudo.

El tiempo de aplicación del calor no ha de ser superior a los 20 minutos.

Los efectos del calor:

- Mejora el riego sanguíneo y atrae hacia los tejidos «dañados» nutrientes, oxígeno y factores de cicatrización.
- Mejora el funcionamiento de los capilares.
- Te relaja e incrementa el bienestar al disminuir el dolor.
- Se reduce la rigidez muscular.

Precauciones.

- No aplicar en caso de fracturas.
- No utilizar con diabéticos.
- No aplicar ante golpes o accidentes (antes de las 72 horas).
- Cuidado con ponerte la fuente de calor sobre cremas o espráis, ¡podrías quemarte!

Los contrastes calor/frío.

Es precisamente lo que su nombre indica. Por regla general, se hace con un recipiente lleno de agua fría y otro con agua caliente (un cubo grande si vas a meter los pies o un contenedor mayor si pretendes hundirte hasta la cintura), aunque últimamente, para el calor, los deportistas prefieren utilizar la sauna o el jacuzzi si les es posible. Te recomiendo que uses las cubetas de agua, pues terminarás antes y el tratamiento será más efectivo.

La temperatura del agua debe estar alrededor de los 40 grados para la caliente. Uno o dos grados más no importan, ¡pero no más! El tiempo de inmersión será en torno a los cinco minutos.

Para el agua fría, déjala en torno a los diez grados y aguanta dentro dos o tres minutos. Los deportistas de élite que son controlados por un fisioterapeuta experto utilizan agua mucho más fría, pero tú, como principiante, es mejor que te limites a esta recomendación que te he dado. ¡Es más seguro y también funcionará!

Se aconseja empezar con el calor y terminar con los baños fríos. Puedes repetir este ciclo dos o tres veces.

¿Qué se consigue con los contrastes?

- Se incrementa el riego sanguíneo.
- Se estimula la vasodilatación y la vasoconstricción, lo cual es muy beneficioso para el retorno venoso, la limpieza de desechos y la oxigenación de los tejidos.
- Produce relajación muscular.
- Es analgésico, es decir, reducirá la sensación de dolor.
- Estimula de forma positiva tu sistema nervioso.

Existen muchos más medios de recuperación, que son utilizados por los masajistas y los fisioterapeutas, como las

botas de presoterapia. Estas no son más que una especie de pantalón que se infla con aire y que, gracias a un programa informático, efectúa un masaje que ayuda, sobre todo, con el drenaje linfático. Es decir, que sirve para que purgues tu organismo de impurezas y atraigas sustancias nutritivas a los tejidos. Además, se le atribuyen efectos beneficiosos para la circulación.

Aunque encontrarás publicaciones que tratan de venderte estas «botas» por un precio «módico», creo que es mejor si dejas este tratamiento en manos de profesionales en lugar de hacerlo en casa por tu cuenta.

Los medios de recuperación que te he explicado son los más básicos y sí puedes aplicártelos tú mismo teniendo en cuenta las recomendaciones que te he dado.

Plantearse los objetivos

DE acuerdo, cada uno tiene sus objetivos y estos son muy personales, pero permíteme que me inmiscuya y te diga que, independientemente de lo que quieras lograr con el ejercicio físico, los principales objetivos que debes plantearte han de ser, necesariamente, la mejora de la salud y el bienestar. Sin esto, ningún otro tendría sentido. ¿Por qué? Te doy algunas razones:

- Sin ellos será muy complicado (nunca puedes decir «imposible») alcanzar otros objetivos.
- Sin ellos no disfrutarás con el deporte o el ejercicio, lo que te llevará a abandonar la práctica deportiva más pronto que tarde (es el típico «pan para hoy y hambre para mañana»).
- Es contraproducente e imprudente poner un objetivo competitivo o estético por encima de la salud.
- No lograrás dar ese pequeño pasito que te puede llevar a un nivel superior: cambiar tu estilo de vida a otro más saludable, lo cual sí es un paso de gigante.

Por regla general, **los motivos que nos impulsan a empezar una actividad física suelen ser**: necesidad de adelgazar, «operación bikini», quieres ponerte «cachas», por problemas cardíacos o circulatorios, necesidad de superar un reconocimiento físico o unas pruebas físicas en el trabajo, porque todos tus amigos se han animado y solo faltas tú, porque te sientes torpe y oxidado. También porque estás rehabilitando de una operación o convalecencia y necesitas recuperarte, pero este es otro tema completamente diferente.

Veamos algunos de ellos y trataré de dar respuesta a todos los casos.

Adelgazar o pérdida de peso.

Lo más importante que debes saber es (y me estoy repitiendo): **no pretendas eliminar de tu cuerpo en pocos meses lo que has acumulado durante años**. Habrás escuchado de actores o de deportistas que han perdido peso, o lo han ganado, en pocos meses gracias a dietas y a entrenamientos intensos. Recuerda que si tienes este libro en tus manos es porque no eres uno de esos casos especiales. Lo que necesitas es transformarte de forma saludable y permanente. Así que olvídate de estos milagros que de nada te van a servir, excepto para desmotivarte.

¿Recuerdas cuando te hable de los «gordisanos»? Esas personas gozan de buena salud a pesar de tener unos kilitos de más. Ellos ya tienen mucho ganado y si desean mejorar su apariencia tan solo deben **ser constantes y tener paciencia**. ¡Esa es la filosofía!

¿Cuál es el secreto? Pues no lo hay porque no es secreto: se ha dicho millones de veces: **gastar más energía que la que se adquiere por medio de los alimentos**. Así que la respuesta es bien sencilla: dejar de comer. No, es broma, ni se te ocurra. ¡¡Se pasa mucha hambre!! Vale, vale, pues entonces comer menos o quitarte algunas comidas, como el desayuno, por ejemplo. De nuevo te confundes. Lo único que vas a conseguir es estar a disgusto y, posiblemente, enfermar.

Entonces **¿no hay que ponerse a dieta?**

Ponerse a dieta no es algo que podamos hacer siguiendo las instrucciones de nuestra revista preferida. Un nutricionista estudia durante años para diseñar un plan nutricional que cubra todas tus necesidades y se adapte a tu gasto energético. Este será muy diferente en función de tu edad, tu trabajo, tu estilo de vida, etc. Por eso, si crees que necesitas una dieta, es mejor que contactes con uno de estos profesionales.

Sin embargo, **en la mayoría de los casos, para bajar de peso bastaría con**:

- Aprender a alimentarte de forma saludable.
- Incrementar el gasto energético mediante una actividad física adecuada, que deberás realizar de forma constante y mantenida en el tiempo, sin prisas ni agobios.
- Saber cuándo parar de comer. No es necesario quedarse con hambre, pero tampoco comer por comer cuando no es necesario. Abandona ya esas costumbres de picar entre horas, comer «chuches» mientras ves cine, terminar los platos para no tirar comida a la basura o, incluso, comerte lo que dejan tus hijos. Si te sobra comida guárdala para otro momento. Si esto no es posible, es mejor que la tires y que, para otra vez, calcules mejor las cantidades que debes cocinar.
- Reducir la ingesta de alcohol. Las bebidas alcohólicas te ofrecen un montón de calorías vacías, es decir, mucha energía sin apenas nutrientes. Toda esa energía que no vas a ser capaz de gastar la almacenarás en forma de grasa. Además, tu cuerpo te exigirá esas vitaminas, proteínas, minerales y demás sustancias que necesita para funcionar correctamente, lo que te obligará a comer algo más. Conclusión: más cantidad de energía que se traducirá en una mayor cantidad de grasa acumulada.

¿Qué actividad física es la más adecuada para perder peso? Te lo digo si me prometes que no te vas a poner de inmediato a hacerlo, pues antes tengo que explicarte cómo empezar a entrenar independientemente de los objetivos que te hayas planteado. ¿Estamos de acuerdo? Bien, para adelgazar **lo más útil son las actividades aeróbicas realizadas a una intensidad moderada**.

¿Qué significa esto? Una actividad aeróbica es aquella que te permite hablar tranquilamente mientras la realizas. Es un ritmo que puedes controlar y que no te supone «perder el aliento». Debe ser de una duración relativamente larga, en torno a los cuarenta minutos si vas a correr por un terreno normal o a hacer ejercicios de gimnasia o fortalecimiento a manos libres.

Y la intensidad debe ser «moderada», que significa que no hay que forzar al máximo pero tampoco «tocarse las narices». Antiguamente, la recomendación era trabajar a baja intensidad, y este consejo sigue vigente para las personas que tengan problemas físicos o de salud, pues así es mucho más seguro para ellas. Pero si no padeces ninguna patología y solo quieres bajar de peso es preferible que te esfuerces un poquito más, sin llegar a sufrir y, siempre, buscando el disfrute. Pero recuerda que si vas a empezar con la actividad física, o a retomarla tras años de no hacer nada, antes de llegar a esto hay más cosas que tienes que hacer (lo veremos más adelante).

Tan solo añadir que **si tienes bastante sobrepeso no te conviene, en absoluto, ponerte a correr, pues te harás daño en los pies, los tobillos, las rodillas y/o en la espalda**. En estos casos es mejor caminar y combinarlo con la natación o, incluso, la bicicleta. También serán adecuadas las máquinas cardiovasculares sin impactos (mejor que una cinta de correr es una parecida en la que apoyas los pies en pedales que se mueven en contacto con la suela de tus zapatillas; son las elípticas), las máquinas de remo o, si tienes esta posibilidad, el remo real (esto sería genial). Si te decantas por esta última opción espero que no te molestes con estas pequeñas advertencias:

- Compara el límite de peso que soporta la embarcación con el que muestra tu báscula. Si ganas tú, es mejor que utilices una máquina de remo en dique seco (perdón, perdón, perdón).
- Si te vas a meter en el agua a remar es imprescindible que sepas nadar.
- El mar no es una buena opción, pues si estás leyendo este libro es porque eres principiante. Podrías introducirte en una corriente, o imagina que la mar se complica: no serás capaz de salir del agua a no ser que estés en una forma excelente y sepas navegar, al menos un poquito.
- Igualmente, no son adecuadas las zonas de corrientes rápidas en los ríos.
- Es mejor si te colocas un chaleco salvavidas. Los hay muy discretos y molones, especiales para deportistas.
- Rema cerca de la orilla, de forma que puedas alcanzarla con facilidad si ocurre algún imprevisto.

¿Te desmotivas porque llevas un par de meses entrenando y no has bajado de peso? ¡Pues no lo hagas! Es muy posible que estés confundido y que ya hayas logrado mejorar aunque tu báscula no quiera darse por enterada. ¡Espera, no cierres el libro y me mandes a la porra antes de que te lo explique!

Resulta que, debido al ejercicio, tu musculatura se habrá desarrollado, aunque sea bajo esa capa de grasa que no te deja apreciarlo. Bien, pues resulta que ¡los músculos pesan más que la grasa! Así que, probablemente **hayas cambiado peso de grasa por peso muscular**, lo cual es muy positivo. También suele pasar que con la musculatura se acumula una pequeña cantidad de agua, la cual también pesa (pero es totalmente normal y en absoluto perjudicial).

En este caso, **tu vara de medir no es la báscula, sino la ropa que antes no te servía y que ahora ves que empieza a**

sentarte mejor. Si eres de esas chicas que no desea estar musculada y que se le noten los bíceps, no te preocupes que eso no va a ocurrir. No es tan fácil lograrlo y deberías entrenar mucho y de forma específica. Así que ¡ánimo y adelante!

Ponerte cachas (ganar paso)

Si eres un chico joven, o un adulto que se siente débil o que simplemente estás muy delgado, posiblemente este será tu principal objetivo.

Igual que si deseas adelgazar, la clave está en la paciencia y en la constancia.

En este caso, verás los resultados con una relativa rapidez, pues la fuerza se puede ganar rápidamente. Otra cosa son los cambios morfológicos, es decir, «marcar músculos». Al principio ganarás fuerza a pesar de que no aprecies cambios significativos en tu cuerpo. ¿Cómo es posible? Pues porque hay varios procesos fisiológicos que llevan a la mejora de la fuerza.

La coordinación intramuscular. Esto consiste en que gracias al ejercicio vas a mejorar la forma de trabajar de cada uno de tus músculos. Es decir, tus músculos serán más eficientes y en consecuencia estarás más fuerte. Esto no conlleva un aumento del volumen muscular, por lo que te sentirás mejor aunque no lo aprecies en el espejo.

La coordinación intermuscular. Cuando haces cualquier movimiento entran en juego multitud de músculos a la vez. Por ejemplo, si en el gimnasio estás trabajando tus pectorales con las pesas, también estás ejercitando los tríceps, los hombros, los serratos y los dorsales. A medida que avances en tu entrenamiento serás capaz de coordinar mejor la acción conjunta de estos músculos, lo cual redundará en una mejora de la fuerza, aunque, como en el caso anterior, no se verá reflejado en tu musculatura.

Pero tranquilo, ¡vas por buen camino!

La mejora de la técnica. Si te entrenas bien, sobre todo con la ayuda de un entrenador, verás que consigues mover cargas mayores solo con aprender a hacerlo de la forma correcta. Esto no conlleva una mejora de la fuerza. En realidad, lo que estás haciendo, es aprovechar de la mejor forma posible la que ya tienes. Pero a efectos prácticos, lo que a ti te importa es que serás capaz de mover más peso o de mejorar tu rendimiento físico. Interesante ¿verdad?

Y llegamos a lo que estabas esperando:

La hipertrofia muscular. O sea, el aumento del tamaño de los músculos. Esto se consigue incrementando el grosor de las fibras musculares así como el número de fibras que hay en cada músculo. ¿Cómo? Pues entrenando de forma específica. No es tarea de este libro ocuparse de ello, pues para llegar a este punto debes pasar primero por la etapa de iniciarte, que es de lo que estamos hablando. Ten paciencia, verás que **la forma más rápida de progresar es ir más despacio**. Primero iníciate de la forma correcta y comprobarás qué sencillo resulta, después, atacar directamente los defectillos que quieres solucionar.

Los deportistas habituales necesitan alrededor de ocho semanas de entrenamiento de la fuerza para poder apreciar cambios morfológicos. Pero tú, que te estás iniciando, tardarás más, pues primero tienes que aprender a realizar los ejercicios correctamente. Esto se hace con intensidades bajas que, en la mayoría de los casos, no supondrán un estímulo suficiente para desarrollar la musculatura. **¡Pero es un proceso por el que debes pasar!**

Por ejemplo, una de las cosas que debes aprender cuanto antes es a **recoger objetos pesados del suelo**: eso que habrás escuchado mil veces de flexionar las piernas en lugar de la espalda y mantener esta última recta mientras levantas y cargas con el peso. Es muy fácil hacerlo bien, pero yo he comprobado que la gente (incluso deportista) no lo hace. Muchas veces es debido a que consideran que el peso que van a coger es muy bajo, pero de lo que no se dan cuenta es de que se están acostumbrando a hacerlo mal y cuando tengan que levantar cargas mayores lo harán de la misma forma, con el riesgo que conlleva para la espalda.

Mira <u>en este vídeo la forma de levantar pesos del suelo</u>. Hay que utilizar las piernas, no la espalda. Para ello, flexiónalas bajando el culo hacia el suelo. Toma el peso y levanta de nuevo  sin inclinarte adelante (si te inclinas un pelín es normal y no pasa nada, pero debes sentir que el peso recae sobre tus piernas y no en la espalda).

En los casos en que la necesidad de iniciar una actividad física sea consecuencia de un **problema de salud** como los que mencionamos al principio, será el médico quien te oriente sobre las mejores actividades. Seguramente también te dará unas pautas, como que debes caminar x kilómetros al día o un determinado número de pasos, o durante un tiempo concreto. Aun así, deberías contactar con un entrenador personal para que, al menos una vez a la semana, controle tus progresos y te enseñe rutinas de calentamiento, enfriamiento, la mejor técnica para realizar los estiramientos o los ejercicios de fortalecimiento e, incluso, a cómo caminar o correr de forma correcta. Esto mismo es aplicable a los casos en que debas **recuperarte de una lesión, una enfermedad o una operación**. El médico marcará las pautas, pero el entrenador estará contigo para asegurarse de que haces los ejercicios bien y dentro de los parámetros que tu doctor ha establecido.

Para **superar unas pruebas físicas** sí que necesitarás la ayuda de un entrenador. Sobre todo si nunca has hecho deporte, pues en este supuesto no solo importa la mejora de la salud, sino el alcanzar un rendimiento mínimo. No dudo de que seas capaz de lograrlo, pero con un entrenador lo conseguirás mucho antes y de forma más saludable.

Si tu objetivo es simplemente **jugar partidos en fin de semana con tus amigos, o «hacer algo» de vez en cuando**, debes saber que **esta es una de las peores opciones y tu corazón se verá en grave riesgo**.

¿Por qué? Vas a someterte a intensidades para las que no estás preparado, sin conocimientos técnicos, seguramente sin haber calentado de forma adecuada y, con total seguridad, sin realizar una vuelta a la calma (enfriar) tras el ejercicio.

Esto es **especialmente grave si la actividad escogida es el squash, el pádel y otras parecidas**. Estas especialidades son muy explosivas y requieren un gran trabajo previo, no ya para rendir a tu máximo nivel, sino simplemente para no hacerte daño o para que tu organismo pueda soportar la actividad de forma segura.

Si el motivo de querer hacer ejercicio es **el placer** y porque ya estás harto de posponerlo para el día uno de enero, entonces ¡enhorabuena! Ahora lo que más me preocupa es que seas constante, que lo conviertas en un hábito y, sobre todo, ¡que disfrutes! Y esto es lo que te llevará a lograr otras metas de forma natural: mejorar el aspecto físico, te sentirás más enérgico para acometer cualquier actividad de las que haces habitualmente, mejorarás tu autoconfianza y, un día, te verás preparado para correr una carrera popular con tus hijos o para salir disfrazado con tus amigos en la «San Silvestre» de Navidad y gozar con la experiencia, en lugar de perder el aliento (y las ganas de repetir).

En este sentido, si tu objetivo final es **la competición** espero que te lo hayas planteado a largo plazo y que primero te esfuerces por dar estos pasos previos de los que estamos hablando y que detallaremos más aún.

¿Te ha dado la sensación de que este capítulo parece más destinado a desanimarte que a empujarte a iniciar una actividad física?

¡Estás confundido! Míralo de esta forma: te estoy dando las pautas para que puedas enfrentarte de forma saludable a cualquier actividad. Y para que lo veas más claro, te hago un resumen (date cuenta de que, casi sin enterarte, ya hemos entrado en materia y estamos hablando sobre cómo empezar a entrenar para mejorar la salud):

* Si te es posible, **contacta con un entrenador** para que controle tus entrenamientos. Actualmente, los entrenadores pueden orientarte a distancia (internet, teléfono, etc.) y quedar contigo o con un grupo (más barato) una o dos veces a la semana para realizar ejercicios de técnica de carrera, de trabajo con pesas, para aprender rutinas de estiramientos, aclarar dudas, etc.
* Con **paciencia y constancia** mejorarás con total seguridad.
* Si tus objetivos contemplan realizar actividades intensas, como competir en carreras populares, no tienes más que **prepararte previamente**, con tranquilidad y aumentando la intensidad del entrenamiento de forma progresiva, para dar tiempo a tu organismo a que se adapte al esfuerzo que piensas realizar. Te asegurarás de disfrutar y mantendrás a salvo tu salud.
* Aprende la técnica correcta, al menos en los aspectos básicos, de los gestos o movimientos característicos de la actividad escogida. Te evitarás sobrecargas, molestias o incluso lesiones a largo plazo.

Si al principio aprendes mal los gestos, después te costará muchísimo sustituirlos por los movimientos adecuados.

Con una buena ejecución disfrutarás más del ejercicio, pues te esforzarás menos y obtendrás mejores resultados.

65

Antes de empezar a entrenar

ESTE capítulo va a ser muy corto, pero muy importante. Son cosas que debes tener en cuenta. Además, **voy a incidir en consejos de los que ya hemos hablado, ¡pero que son de vital importancia!**

- Es necesario que te hagas una revisión médica para descartar incompatibilidades con la actividad física que vas a realizar y para que el médico te oriente sobre las que te vendrían mejor.
- Debes proveerte de material y ropas adecuadas. Si vas a entrenar al aire libre en invierno tienes que abrigarte. Existen ropas de abrigo especiales para deportistas. Son cómodas y ligeras.
- Si es verano evita las horas de más calor y, siempre que puedas, escoge rutas o lugares de entrenamiento a la sombra. Procura llevarte agua o entrenar en las cercanías de una fuente.
- De hecho, procura empezar la actividad física bien hidratado. Es imprescindible beber antes, durante y después del ejercicio.
- No sirve cualquier calzado. Escoge unas zapatillas deportivas de entre todas las que hay en el mercado. Lo que importa es que expliques al dependiente para qué las vas a utilizar y el te orientará. No son lo mismo unas zapatillas

para correr por el campo que para jugar un partido de baloncesto o para hacer aerobic en una sala.

- Procura terminar de comer tres horas antes del ejercicio, para que no sientas el estómago pesado ni revuelto. Aunque puedes tomar un bocadito de algún alimento saludable (zumos, barritas energéticas, un pequeño bocadillo de atún…) algunos minutos antes de entrenar.
- ¡Prohibido saltarse el calentamiento! Hablaremos de cómo debe ser.
- Una vez en marcha ¡no empieces a compararte con otros o a intentar competir contra ellos! Cada uno a lo suyo.
- Los inicios han de ser progresivos, de menos a más y de más fácil a más complicado. Esto también vale para organizar tu semana: empieza con dos o tres días de entrenamiento alternándolos con días de descanso.
- Intenta entrenar siempre a la misma hora. Esto te ayudará a crear el hábito y, ¿por qué no? A hacer tu grupo fijo de entrenamiento.
- «Marear la perdiz». Muchas personas van al gimnasio a charlar y no hacen lo que tenían previsto. No pasa nada porque hables y disfrutes con tus compañeros de entrenamiento, pero **¡aprovecha el tiempo!**
- Plantéate que debes ser constante. Si un día no te da tiempo a entrenar intenta sacar aunque sea unos pocos minutos y ¡haz algo! Es mejor un poco que nada. Quizá no tanto para el desarrollo físico, pero sí para que no pierdas el hábito, cosa que ocurre de forma mucho más fácil de lo que crees.

Camina a ritmo rápido en lugar de viajar en coche o en autobús, sube y baja las escaleras de la oficina, haz estiramientos, fortalece tus abdominales y lumbares durante diez minutos, pero no lo dejes para otro día. Enseña a tu mente (y a tu pereza) que ese rato es para ejercitarte y que es sagrado.

• Y algo que es obvio, pero que casi nadie hace: ponte en manos de un entrenador, ya sea el de tu gimnasio, en el polideportivo o en las de un preparador físico personal.

Lo primero que suele hacer un entrenador es pasarte algunos **test sencillos** para ver tu estado de forma. De esta forma podrá programar tu plan de ejercicios.

No te asustes, estas pruebas pueden ser muy sencillas, como medir tu grado de flexibilidad o elasticidad o tomarte las pulsaciones en reposo y tras un pequeño esfuerzo.

En el caso de que estés en una forma física normal y tu examen médico no haya encontrado problemas físicos, el entrenador podría necesitar someterte a una prueba de resistencia o de fuerza, para ver tu nivel inicial y saber desde qué punto empezar a entrenar.

Si lo que pretendes es preparar unas **oposiciones a bombero o a policía**, los entrenadores realizamos una batería más completa y específica para saber exactamente cómo planificar y programar tu preparación.

Y, ante todo, **empieza a decir que «quieres» ir a entrenar, no que «debes» ir a entrenar**. Convierte el deber en placer.

Actividades deportivas de bajo impacto

ANTE todo hay que decir que el que una actividad resulte de «bajo» o de «alto» impacto dependerá de muchas cosas. A lo mejor, para mí resulta muy sencillo salir a correr, pero para ti sería contraproducente. Y, en cambio, a mí me mata nadar, que es algo que tú haces con menos esfuerzo que un delfín.

Aun así, hay actividades que se consideran de bajo impacto, entre las cuales podrías escoger para iniciarte en la actividad física. De esta forma, irás creando una base de condición física y un hábito saludable antes de pasar a mayores complicaciones.

Algunas de estas actividades son:

- Caminar. Y en su mejor versión: senderismo. ¡Disfrutarás de la naturaleza!
- Correr al trote (el típico *footing* o más recientemente conocido como *running*).
- Bicicleta de paseo o de montaña (por rutas sencillas).
- Natación.
- Gimnasia sueca. Ejercicios gimnásticos suaves de movilidad y de fortalecimiento.
- Estiramientos, movilidades.
- Yoga (sin pretender imitar a los expertos).
- Trabajo en máquinas cardiovasculares, elípticas y ergómetros. Son típicas de los gimnasios, como las de remo, bicicleta estática, *step*, cinta de correr, etc.

- Calistenia básica. Esto consiste en realizar ejercicios de fuerza a manos libres (sin sobrecargas) valiéndose de barras fijas, paralelas, elementos urbanos o naturales, columpios, etc.
- Pilates.
- Aerobic básico.
- Spinning de baja intensidad.
- Baile.

¿Cuál de todas estas te conviene?

Problemas de salud.

Primero recuerda hacerte el chequeo médico para descartar las que podrían sentarte mal. **Es crucial que tu médico te autorice a practicar ejercicio en caso de que padezcas** infecciones agudas o crónicas, enfermedades neurológicas, epilepsia, anorexia, cardiopatías, hipertensión, problemas de espalda, problemas de hígado o de riñón, vértigos o carencias nutricionales entre otras.

Luego, trata de ver algún vídeo en YouTube de las diferentes modalidades deportivas que te he mencionado y que no conozcas. Así, tendrás una idea mejor y podrás seleccionar o descartar algunas. Lo más importante es que te llame la atención y que te apetezca probarla.

Esto servirá para la mayoría de las personas. Sin embargo, hay algunos casos especiales y que debes tener en cuenta.

Personas con sobrepeso.

Si tienes un poco de sobrepeso, no te preocupes y guíate por tus preferencias, tal como te he contado.

Si el sobrepeso es importante, no debes ponerte a correr sin una preparación previa, ya que forzarás demasiado tus pies y tobillos, así como las rodillas y la espalda. El *running* debe esperar.

Lo mejor es que te inicies en la natación. Es una actividad muy completa y te permitirá trabajar todo lo duro que necesites sin dañar tus articulaciones. Este entrenamiento puede combinarse con ejercicios de fortalecimiento y movilidades, así como con ejercicios de habilidades básicas e, incluso, pequeños equilibrios, para que empieces a mejorar tu coordinación, que estará un poco oxidada si hace mucho que no practicas ninguna actividad física.

Si la natación no te atrae, puedes probar con la bicicleta. Tendrás que procurar que tu espalda esté bien colocada, sin arrugarte ni encogerte, para que la actividad resulte saludable.

Una manía de los principiantes que me resulta especialmente curiosa es el empeñarse en utilizar material propio de la competición, concretamente, los sillines estrechos que se utilizan para poder pedalear con mayor intensidad y velocidad, pero que son de lo más incómodo para quienes se inician, sobre todo si te sobran unos kilitos. ¿Por qué no utilizar sillines más anchos y cómodos que no se te clavan en el culo? Es muy fácil de cambiar. Yo lo he hecho, ya que la bicicleta no me atrae especialmente, y de esta forma no me cuesta tanto sacarla de vez en cuando para alternarla con la carrera y dar variedad a mi «entrenamiento». Me cuesta llamarlo «entrenamiento» porque lo que yo hago para mí mismo es una actividad física para disfrutar y mantenerme en forma. El término «entrenamiento» se refiere a una práctica más seria destinada a la mejora de las cualidades físicas (la fuerza, la resistencia, la velocidad, etc.) y de la condición física (nuestro estado de forma o nivel de entrenamiento) con vistas a un rendimiento deportivo, que es lo que sí hacen mis atletas de alto nivel.

Vale, la bici no te llama demasiado, ¿qué tal el remo? En esta actividad no tendrás impactos y te permitirá quemar un montón de calorías. Es un deporte muy completo que te permitirá desarrollar tu musculatura de forma homogénea, pues una vez que aprendas a remar trabajarás las piernas, los brazos, la espalda, los hombros..., tu corazón. Si además tienes la suerte de poder hacerlo en un canal, lago u otro sitio adecuado para ello en lugar de utilizar una máquina de gimnasio, disfrutarás una barbaridad. Recuerda las recomendaciones de seguridad que te di sobre el remo hace unas páginas.

El remo puede ser contraproducente
si padeces problemas de espalda.
Pero, aunque no los tengas,
es imprescindible que te esfuerces
por aprender la técnica correcta
para evitar que aparezcan.

Los ejercicios de **fortalecimiento a manos libres** son muy interesantes y puede ser muy divertido si te gusta machacarte un poco más. Pero para que resulten seguros y aprendas a realizarlos bien es necesario que contactes con un entrenador. Al menos hasta que aprendas la técnica y puedas organizarte las sesiones tú mismo. Lo bueno de este tipo de trabajo es que puede practicarse en parques, en el campo, en casa y prácticamente en cualquier sitio, con poco o nada de material. Tu entrenador sabe cómo organizar las sesiones para que el entrenamiento resulte aeróbico y consigas un alto gasto energético.

Es especialmente interesante la combinación de este tipo de ejercicios con la natación, la bicicleta o la caminata. Da variedad a tu entrenamiento y resultará más completo y satisfactorio, ya que te verás más capaz, ¡casi como un decatleta!

Sin embargo, si prefieres disfrutar de la compañía de otras personas mientras haces ejercicio tienes opciones como: integrarte en un grupo homogéneo de un entrenador personal; crear tu propio grupo, con familiares y/o amigos y contratad los servicios de un entrenador para que dirija vuestras sesiones con conocimiento de causa (esta opción es especialmente interesante, pues el entrenamiento se adaptará al horario que sea necesario y se realizará en el domicilio o local de alguno de los deportistas, o en el parque, o dónde decida el grupo. De esta forma, también se comparten gastos y resultará más económico a cada participante); o acudir a un gimnasio en el que existan programas adecuados a tu nivel.

En fin, ya ves que puedes practicar ejercicio y disfrutar con ello, incluso, aunque tengas sobrepeso.

Si tienes problemas de espalda.

En este caso se complica más la cosa, ya que la espalda interviene en la mayoría de las actividades que realizamos. No obstante, también hay muchas cosas que puedes hacer.

Mi principal actividad ha sido el entrenamiento de saltadores de pértiga y en este deporte la espalda sufre especialmente. De hecho, mis dos mejores pertiguistas, ya desde jóvenes y quizá por sus características físicas (muy altos y longilineos y con una acusada curvatura lumbar) padecieron dolores severos en la zona lumbar. Incluso así, ambos han llegado a ser olímpicos y han podido realizar entrenamientos de alto nivel.

En tu caso, no creo que pretendas competir en unos juegos olímpicos, pero sí puedes ponerte en forma. De hecho, el fortalecimiento te ayudará a proteger tu espalda y a aliviar las molestias y los dolores. Eso sí, tendrás que armarte de mucha paciencia. Y debes saber que, a veces, se recae, para avanzar de nuevo, para levantarte un día con la espalda dolorida, mejorar otra vez, etc. Es un problema que tarda mucho en solucionarse y, en algunos casos, deberás aprender a convivir con él. Aunque un sistema de trabajo adecuado te ayudará una barbaridad a mejorar tu calidad de vida.

En estos casos no es aconsejable la **bicicleta** normal, aunque la estática sí podrías practicarla. **En caso de que te guste mucho la bici** y tus dolores de espalda no sean muy graves, puedes hacer algunas cosas para minimizar los riesgos (aunque no los evitarás del todo):

- El ciclismo de montaña, con muchos cambios de rasante y empinadas pendientes es algo a evitar. Escoge rutas más sencillas.
- Utiliza una bicicleta adecuada a ti. Tienes que adaptar la altura del sillín y del manillar para que no vayas encorvado o incómodo. Un manillar muy bajo te vendrá fatal.
- Al pedalear se empuja con el pie hacia abajo, pero el otro pie tira hacia arriba del otro pedal (esta última parte podría darte problemas si tienes dolores en la parte baja de la espalda. En ese caso, limítate a pisar con fuerza y deja que el otro pie suba sin hacer nada).
- El uso de guantes de ciclismo y de una cubierta en el manillar (la manilla acolchada) te ayudarán a reducir los impactos sobre la parte superior del cuerpo.
- Debes utilizar una bicicleta que disponga de amortiguación en la rueda delantera.

La **natación** es muy interesante y te vendrá bien, aunque en algunos casos también podría darte problemas (será tu médico quien te oriente), sobre todo si nadas a braza (el típico estilo «rana»), ya que la zona lumbar podría «hundirse» y provocar un sobreestiramiento nada deseable. Esto se agravará si eres de los que nadan con la cabeza fuera del agua.

Cuando nades procura mantener apretados los músculos abdominales y, si es posible, escoge el estilo de espalda.

En general, los deportes de bajo impacto de los que hemos hablado en este capítulo pueden ser adecuados para quienes padecen del «mal de la espalda», aunque como no me canso de repetir, lo mejor es que trabajes con un entrenador. Él sabrá, en cada momento, orientarte hacia una u otra actividad en función de cómo te encuentres. A lo mejor el ejercicio que te venía bien la semana pasada es perjudicial hoy y sería conveniente realizar otro tipo de actividad. Todo eso es lo que un entrenador puede hacer por ti, de forma que puedas avanzar y no tengas que dejar de practicar ejercicio.

Problemas cardíacos e hipertensión.

Recuerda que debes **obtener la autorización y las recomendaciones de tu médico** en primer lugar.

Algunas actividades adecuadas pueden ser: natación, correr (*running*), bicicleta, esquí de fondo, marcha, senderismo… Todas ellas a una intensidad baja o moderada y siempre con un calentamiento previo.

Si simplemente vas a caminar o a trotar a baja velocidad, ¿es necesario calentar? Pues sí. Te vendrían bien algunos estiramientos y movilidades previos. Ello te hará sentir mejor y te preparará para la actividad. Tu corazón empezará a adaptarse al esfuerzo e incrementará su bombeo de forma progresiva.

Existen pulsímetros muy baratos que te pueden informar sobre tu ritmo cardíaco. Los más eficaces son los que disponen de una banda que te colocas alrededor del pecho. La información la podrás visualizar en un reloj. Los pulsímetros que consisten solamente en un reloj toman las pulsaciones directamente de tu muñeca y no son tan fiables, aunque la tecnología está mejorando a pasos agigantados.

El ritmo cardíaco máximo que no deberías sobrepasar en tus entrenamientos lo puedes calcular mediante **la fórmula de Wasserman**: *220 — (tu edad)*. Es decir, si tienes 45 años no deberías hacer trabajar tu corazón por encima de *220 — 45 = 175* pulsaciones por minuto, ¡y eso para los esfuerzos de máxima intensidad!

Esta información te resultará muy útil para controlar la intensidad del entrenamiento y para compartirla con tu médico en caso necesario.

Nota: la fórmula de Wasserman es usada habitualmente por preparadores físicos de todo el planeta. También se incluye en libros de fisiología del ejercicio. Sin embargo, no tiene una justificación científica clara y pocas veces se hace referencia a su origen y a los estudios que llevaron a desarrollarla. Lo que sí está claro es que esta fórmula se propuso para personas sanas.

Para los más «mayores» (¿cuándo se es mayor?), se prefiere utilizar una fórmula modificada:

- Hombres: 220 — 0.7 x edad.
- Mukeres: 220 — 0.88 x edad.

No obstante, si prefieres simplificar, puedes utilizar la primera como referencia.

Otros problemas.

Estas recomendaciones se refieren a personas que no son deportistas de competición. En estos casos la historia cambia bastante, ya que estas personas cuentan con entrenadores profesionales, con un equipo médico, con fisioterapeutas y con psicólogos que atienden todas sus necesidades.

Depresión. El ejercicio físico sencillo y de baja intensidad, como correr, bicicleta, natación o remo son muy recomendables y beneficiosos. Lo más importante es que se practique de forma regular y, mejor, en compañía.

Estrés. Tiene bastante que ver con el apartado anterior y se podrían aplicar los mismos consejos. Por complementar lo ya dicho: el ejercicio debe ser rítmico, de baja intensidad (entre el 30 y 60% del máximo que seas capaz de alcanzar), y la duración dependerá de cómo te encuentres. Puedes empezar con cinco minutos de carrera e ir aumentándolo hasta unos 30 o 40, siempre con fines de relajación y de disfrute. No pretendas batir marcas o ponerte metas, como llegar a tal o cual sitio. Es indudable que, **si tienes la posibilidad, es mejor correr por el campo**.

Todo esto también sirve si te prefieres nadar, caminar, hacer ciclismo recreativo, etc.

Asma. Podrías practicar casi cualquier deporte siempre que no implique esfuerzos prologados a alta intensidad. Sobre todo en ambientes fríos y secos.

Los asmáticos deberían evitar el submarinismo (suena a chiste, pero es mejor decirlo).

Diabetes. El ejercicio físico te ayudará a mejorar tu calidad de vida. Escoge ejercicios de tipo aeróbico como los ya mencionados en el caso de la depresión. La clave está en realizar esfuerzos mantenidos en lugar de cambios bruscos de intensidad.

Es importante que lleves contigo todo lo que necesites para controlar la enfermedad y que no dudes en detenerte si te sientes mal o, simplemente, necesitas tomar un bocadito o beber agua.

Osteoporosis. En este caso, es mucho más importante que te decantes por ejercicios de bajo impacto. Evita deportes de contacto, incluidos el fútbol, el baloncesto, etc. Si te gustan mucho estos deportes, lo que sí puedes hacer son juegos de baja intensidad con el balón, como tiros a canasta (sin saltar), incluso compitiendo con amigos (hay juegos en los que no existe contacto físico y el reto consiste en meter canastas desde diferentes lugares).

Es preferible que **no entrenes de forma muy repetitiva durante largos periodos de tiempo**. Si deseas esforzarte más combina deportes o ejercicios y así podrás seguir entrenándote variando la actividad y trabajando de una manera más completa. Por ejemplo, mezcla la carrera aeróbica con la natación, o con ejercicios de fuerza, o intercala todo esto. Procura dar variedad a tu actividad física.

Los deportes aeróbicos como el taichí, las caminatas o el *aquagym* serán unos buenos aliados.

Pero, en este caso, el trabajo de **fortalecimiento a manos libres o con pequeñas sobrecargas** te vendría genial para fortalecer tus huesos. Eso sí, debes realizar movimientos suaves y controlados para evitar los impactos o los gestos bruscos.

En tu caso, **resulta determinante e imprescindible...**

...aprender bien la técnica de los ejercicios de fortalecimiento, realizándolos a baja intensidad y con movimientos lentos y controlados. Te ¡EXIJO! que lo hagas bajo la supervisión de un entrenador.

Artrosis. Marcha, carrera aeróbica, natación, bicicleta. Este tipo de actividades te ayudarán a mejorar y a sentirte mejor. Lo único que debes tener en cuenta es si ya tienes desgaste en alguna articulación. Por ejemplo, si las rodillas te dan problemas es mejor que no te decidas por la bicicleta.

***

Como ves, prácticamente en todos los casos hay varios deportes entre los que puedes elegir: natación, marcha, caminata, senderismo, carrera a baja intensidad. Hay gente a quienes estas actividades les resultan aburridas, pues disfrutan más de los partidos de fútbol, las competiciones de atletismo o los torneos de tenis y eso es lo que les gustaría practicar. Ten calma, si no has hecho deporte nunca, o hace mucho que te pasaste al «deporte de sillón», o padeces alguno de los inconvenientes de los que hemos hablado, primero iníciate y mejora tu salud y tu forma física. Después, podrás plantearte practicar alguno de estos otros que tanto te motivan. ¡No existe edad para practicar ningún deporte! **Lo único que debes tener en cuenta es que primero tienes que prepararte adecuadamente.**

Empezar a entrenar: correr

HASTA ahora hemos hablado de generalidades y de temas que he considerado que debías conocer antes de meternos en el entrenamiento. Me parecía muy importante que te dieses cuenta de que ponerse a hacer ejercicio sin haberlo hecho nunca, o desde hace mucho tiempo, requiere unas precauciones mínimas.

Sin embargo, ya te he ido dando ideas y nociones sobre cómo iniciarte. En este capítulo lo veremos con más detalle.

Lo más importante, y ya te lo he dicho de una u otra forma, es:

- Hay que ir de menos a más.
- Aprende las cosas fáciles antes de meterte con mayores complicaciones.
- La paciencia y la constancia son claves para tener éxito en cambiar tu estilo de vida a otro más saludable.
- Mantén tus objetivos a la vista. Hay gente que los escribe y los cuelga de la puerta de casa (por dentro: los vecinos no tienen por qué saberlos. Otros son más generosos y los comparten con todo el mundo en Facebook). Esto te ayudará en momentos en los que tu fuerza de voluntad flojee a favor de tu pereza.
- No te empeñes en hacerlo todo como «se supone que debe ser». Puedes hacer «trampas» para ir adquiriendo una forma física mínima. Por ejemplo, no dudes en bajarte de la bici y

continuar caminando, para montar de nuevo más tarde. O no tengas vergüenza de mezclar la carrera con la caminata si ves que te asfixias tras cinco minutos de carrera.

La carrera, *running* o *footing*.

Hace varios años estuve muchísimo tiempo sin hacer nada de ejercicio. Además de cosechar una buena panza, las rodillas me dolían una barbaridad a nada que hacía, como correr un poco o subir escaleras. No tenía que ver con la edad, pues había cumplido los cuarenta, sino con la inactividad. Me dedicaba a entrenar a los demás, pero me olvidé de mí (¿recuerdas eso de «en casa del herrero, cuchillo de palo»?). Cuando decidí que ya estaba bien de ser un escombro humano, empecé a correr cinco minutos y a caminar otros cinco o diez. Así durante un total de treinta. Después, fui capaz de correr diez minutos y caminar cinco y, poco a poco, conseguí terminar los treinta minutos de carrera continua.

El ritmo, claro está, era el que más cómodo me resultaba. Mi reloj solo servía para controlar el tiempo total, ya que no quería hacer de más demasiado pronto.

Esta historia es real y he querido utilizarla para mostrarte un modo de iniciarte en la carrera. Lo que sirvió para mí también lo hará contigo.

Aunque yo jugaba con ventaja, pues solo había tenido un periodo de unos cinco o seis años de sequía deportiva (de práctica personal se entiende) y desde joven siempre he estado activo.

Cuando empieces a correr notarás que te pueden surgir pequeñas molestias por diferentes partes del cuerpo. Es normal, piensa que llevas mucho tiempo inactivo, debes dar tiempo a tu organismo para que se adapte.

En mi caso, dado que no fumo y que mi alimentación no era mala del todo, no tuve problemas de «caja» (referido a la caja torácica, es decir, a la capacidad pulmonar o a la respiración). No perdía el aliento y podía aguantar sin problemas mucho más tiempo de la media hora que me puse como límite. Lo que me mataban eran las rodillas. No padezco ninguna patología articular, pero la inactividad y la debilidad muscular juegan malas pasadas.

La solución parece bien sencilla: miras el tiempo que puedes correr hasta que notes las primeras molestias y para la siguiente vez te detienes antes.

Pero, en realidad, es algo más complejo. Debes adaptar tu cuerpo de forma progresiva y dar tiempo a que los cambios sean asimilados por tu organismo. En este caso es cuando se hace cierto el dicho: «ve despacio que tengo prisa», o también: la forma más rápida de progresar es ir más despacio.

Mi historia terminó bien, ya que recuperé el gusto y el placer por salir a correr e incluso me alivia y me recarga de energía cuando me siento un poco «plof» (para quienes no entiendan la analogía, «plof» es el ruido que hace algo cuando cae al suelo y se queda chafado o espachurrado, ja, ja). Incluso, cuando salgo a correr yo solo, siempre calculo el final del *running* a media hora de paseo (al menos) hasta mi casa, así puedo regresar leyendo mientras camino (recuerda que no quiero entrenar para competir, sino para estar en forma y disfrutar). De esta forma hago ejercicio y, por otro lado, disfruto con un rato de lectura: complemento la carrera con un paseo que, por cierto, me sirve de «enfriamiento».

Así, si lo que pretendes es empezar a correr, primero recuerda estas sencillas pautas:

* Abrígate bien en invierno y lleva ropa ligera en verano.
* Utiliza unas zapatillas de *running*. Si aprecias tus pies, tobillos, rodillas y espalda no sirven cualquiera.

- Procura hidratarte antes, durante y después de la carrera. Escoge rutas en las que haya fuentes o llévate una botellita de agua.

  Quiero aprovechar para comentar algo que nunca entenderé, y es esa gente que, sin ser atletas de competición ni opositores a bombero u otros cuerpos parecidos, se dedica a dar aburridas vueltas a una pista de atletismo en lugar de salir al parque o al campo y disfrutar con la naturaleza. En la mayoría de las ciudades ya existen paseos o rutas que puedes utilizar para correr con seguridad sin necesidad de tragarte el humo de los coches. Te aseguro que tu experiencia será mucho más gratificante de esta forma que contando las vueltas que das a la pista. Si me dices que eres alérgico al polen o al polvo, bueno, pues ahí poco puedo decir, pero lo que sí sé es que si yo lo fuese buscaría la forma de disfrutar de la carrera en paisajes cambiantes y no en un recinto tan monótono.

- Siempre que puedas escoge terrenos blandos, como hierba o tierra en lugar del asfalto. Si en tu zona solo hay asfalto te podrá ayudar mucho el uso de unas buenas zapatillas. Si aún así sientes que tus piernas se sobrecargan demasiado, entonces sí «te permito» que utilices la pista de atletismo, ya que suelen tener una calle exterior de calentamiento que puede ser de hierba o tierra (mejor que sea un poco aburrido a que te hagas daño al correr sobre superficies duras).

- Quieres correr, pero pesas demasiado o tus rodillas o tus tobillos protestan. Ya te di consejos para iniciarte en la actividad física si estás en casos como este, pero si te empecinas y tiene que ser «correr sí o sí», entonces empieza con máquinas elípticas. ¡Ojo!, no son las cintas de correr, en las que existe el impacto del paso de la carrera, las elípticas son esas en las que encajas tu pie en pedales que se mueven como si estuvieses pedaleando y en las que, además, podrás sujetarte con las manos a dos manillares que también oscilan con el paso de la carrera. De esta forma evitarás los impactos y minimizarás el riesgo de hacerte daño en las articulaciones o en la espalda.

¿Correcto? ¿Lo tenemos claro? ¿Puedes ponerte a correr ya o hay que «enredar» todavía más?

Pues te aconsejo que antes hagas algunos estiramientos a modo de calentamiento. Mira este vídeo, en él te muestro algunas movilidades y estiramientos sencillos que puedes hacer en cinco minutitos y que te ayudarán a ponerte en marcha. Hay muchos más, pero con estos puede bastar por el momento. Si deseas calentar un poco más la espalda puedes copiar algunos de los ejercicios de este otro vídeo.

Voy a plantear un inicio a la carrera para alguien que nunca ha corrido. Te resultará muy fácil de adaptar a tu nivel, pues enseguida vas a entender la filosofía.

En realidad, te vas a sorprender de lo sencillo que resulta y tan solo debes ser constante. Es más, seguro que vas a pensar que te propongo un plan demasiado «flojo».

Vamos, va, ¡empezamos!

Preparación para quienes nunca han corrido.

Tiempo para lograrlo: de 2 a 4 semanas.

El inicio es evidente: empieza caminando, aunque primero haz unos estiramientos. Sí, ya sé que solo vas a caminar, pero acostúmbrate y empieza a preparar tu musculatura y articulaciones.

Si ya caminas habitualmente y estás harto de dar paseos y deseas progresar, sáltate el siguiente párrafo.

Puedes **iniciarte con caminatas de 15 a 30 minutos** en función de tus hábitos actuales. Esto **debes repetirlo tres o cuatro días a la semana**. Aguanta así dos o tres semanas en función de cómo te vayas sintiendo. El objetivo es ser capaz de caminar esos 30 minutos del tirón, sin paradas.

¿Qué **ya estás en ese nivel** y no te cuesta ningún esfuerzo?

Entonces **camina más deprisa**. Cronometra el tiempo que tardas en llegar hasta algún sitio conocido y ve incrementando el ritmo los días que te sientas mejor. No pasa nada si un día estás más fatigado y vas más lento, lo importante es que lo hagas a tu ritmo, ¡pero que lo hagas!

¿Durante cuantas semanas debes repetir este entrenamiento? Las que sean necesarias, cada uno tiene su ritmo. Lo importante es que te encuentres cómodo y que sientas que tu cuerpo «pide más». **Puedes tardar dos semanas o puede ser un mes, lo importante es que disfrutes y que no cejes en el empeño**. Ponte un horario y respétalo.

También estamos trabajando para que tu cuerpo se adapte al esfuerzo poco a poco, que no te maten las agujetas (o incluso que ni las sientas) y minimizar el riesgo de molestias articulares.

¿No tienes tiempo? Plantéate caminar hasta el trabajo. Si no quieres llegar sudado y oliendo a cochinillo, puedes ir en transporte público y regresar a casa caminando.

Nivel hiperbásico.

Tiempo para lograrlo: 4 semanas.
Realiza algunos estiramientos durante unos cinco minutos.
Camina durante un par de minutos.
Empieza a trotar a un ritmo tranquilo durante otros dos.
Camina dos minutos.
Trota tres minutos.
Camina dos o tres minutos.

Trota de tres a cinco minutos.

Es decir: 2′ andar + 2′ trote + 2′ andar + 3′ trote + 2-3′ andar + 3-5′ trote.

Vuelve a hacer las movilidades y los estiramientos del principio y a casa. ¡A casa, he dicho!, nada de ir a celebrarlo con una cerveza y unas tapitas.

Esto último no es que sea demasiado malo, pero lo dejamos para cuando alcances un cierto nivel de entrenamiento. De momento, con lo que hemos hecho apenas has quemado calorías y lo único que estamos haciendo es empezar a acostumbrarnos a la nueva actividad.

Esto mismo **debes hacerlo tres o cuatro días a la semana (no más todavía, que hay que adaptar la musculatura, los tendones y los ligamentos de forma progresiva).**

Poco a poco, ve reduciendo el tiempo de la caminata y aumentando la duración de la carrera continua. Tu objetivo es ir eliminando los tramos de paseo y trotar A UN RITMO CÓMODO esos 10-15 minutos.

Lo lograrás, a lo más tardar, en un mes. Pero es fundamental que no te pongas plazos. De acuerdo que los objetivos nos ayudan a evaluarnos y a mejorar, pero, en este caso, el objetivo que debes plantearte ha de ser el de disfrutar y ser constante.

El secreto para triunfar en este plan de vida saludable que te has propuesto conseguir es **esforzarte mucho ¡por disfrutar del proceso!** Trata de encontrarle el gustillo a caminar y a correr. No trates de batir récords, primero hemos de crear el hábito; que tu cuerpo sienta la necesidad de entrenar; que cuando te veas estresado o apático sepas que salir a correr te va aliviar más que cualquier medicina.

Venga, va, ahora sí puedes tomarte esa cervecita, ¡pero que sea sin alcohol!

Nivel básico.

Tiempo para lograrlo: de 4 a 8 semanas (en función del nivel de adaptación de cada uno).

Tras los estiramientos empieza a correr con suavidad. Esto te servirá de calentamiento y verás que, poco a poco, puedes incrementar la velocidad. Mantente en un ritmo en el que no fuerces, que te resulte cómodo, en el que pudieses mantener una conversación sin perder el resuello.

Corre durante diez o quince minutos. Continúa caminando otros dos a cinco minutos para recuperarte un poco. Retoma la carrera durante otros diez o quince minutos.

Es decir: 10-15′ trote + 2-5′ andar + 10-15′ trote.

Repite este entrenamiento dos o tres veces cada semana, intercalándolos con días de descanso, hasta que seas capaz de correr todo el tiempo seguido, al principio solo la suma de los tramos de la carrera, es decir, entre 20 y 30 minutos. Más adelante, el total del tiempo: carrera + caminata, o sea, entre 22 y 35 minutos.

Ahora sí que te has ganado la cerveza, quizá hasta con alcohol, pero ya que estás obteniendo tantos progresos, ¿por qué no continúas con la «sin»? Recuerda que **si solo corres estás haciendo las cosas a medias, se trata de transformar tu estilo de vida en otro más saludable.**

Mantén este trabajo durante uno o dos meses. Tú mismo verás cuándo estás listo para trabajar a mayor intensidad. Pero, creo que no te has dado cuenta de una cosa:

En realidad,
bastaría con esto ¡que ya has logrado!
para que tu salud se vea muy beneficiada.
Lo importante, ahora, es persistir y ser constante.

Evolucionar el entrenamiento de la carrera.

A partir de ahora, si pretendes mejorar para quemar más grasas, estar en mejor forma, o porque deseas adquirir el nivel necesario para correr alguna carrera popular, lo que puedes hacer es incrementar un poco el tiempo de carrera, hasta 40, 50 o 60 minutos. **El tiempo, no el ritmo**. De momento, lo que pretendemos es aumentar el volumen del entrenamiento; no nos interesa para nada elevar la intensidad. Recuerda, debes correr a un ritmo que controles y que, incluso, te permita disfrutar.

Cuando consigas superar este reto te puedes plantear, si lo deseas, aumentar un día de entrenamiento a la semana (4-5 en lugar de 3-4). Aunque **lo ideal es combinar la carrera con sesiones de trabajo de la fuerza, las movilidades, la coordinación y los estiramientos**. De esta forma lograrás un estado de forma más equilibrado, saludable y prevendrás lesiones o descompensaciones musculares.

Con el **tiempo y paciencia**, te podrás plantear entrenar de forma más dura para preparar esas competiciones en las que deseas superarte a ti mismo, medirte con otros corredores o simplemente participar por el placer de hacerlo.

En este caso sí será muy importante complementar el entrenamiento con ejercicios de técnica de carrera, cambios de ritmo y trabajo de fuerza con o sin pesas (o pequeñas sobrecargas). Pero esto se escapa de las pretensiones de este libro, que va orientado a quienes solo deseen iniciarse.

Algunos apuntes sobre técnica de carrera.

El enemigo de los corredores es el agarrotamiento. Hay que tratar de correr con soltura y facilidad; que a quienes te observen les dé la impresión de que no te cuesta.

Los brazos.

Muchos corredores llevan los brazos muy encogidos e, incluso, las manos cerradas. Esto provocará que tus hombros se agarroten y podrías tener dolores cervicales. **¡Relaja tus brazos!** Mantenlos flexionados en 90 grados más o menos y procura bracear de forma natural. Los movimientos de los brazos te ayudan a mantenerte equilibrado, coordinado y contribuyen a que tu zancada sea más eficiente.

Sin embargo, no debes exagerar el movimiento. Cuando bracees hacia delante eleva la mano hasta la altura de tu pecho o el cuello, ¡no más arriba! Al bracear hacia atrás, la mano termina su recorrido a la altura de la cadera, ¡no más atrás!

Por cierto, siempre creo que no voy a tener que dar esta indicación a nadie (por obvia) y siempre me confundo: los brazos se mueven hacia delante, llevando la mano a la línea media del pecho y no como si quisieras golpearte el hombro contrario.

Asimismo, **las manos deben estar semiabiertas**, sin forzar la apertura ni el cierre de las mismas.

Control postural: alineación y caderas altas = apoyos efectivos y saludables.

Los entrenadores de atletismo estamos hartos de decir a los atletas que «corren sentados», es decir, con las piernas flexionadas y bajos de caderas o que van «caídos», cuando corren demasiado inclinados hacia delante.

Un atleta, de la especialidad que sea, debe **correr alineado**, o sea, vertical o con una mínima inclinación natural hacia delante, **y también alto de caderas**. ¿Por qué? Intentaré explicarlo.

Si al correr apoyamos el pie demasiado por delante del cuerpo (del centro de gravedad), esto provocará un freno y un impacto en cada paso que des, que también será casi con total seguridad, de talón, lo cual es un error. Además de ineficaz es un modo lesivo de correr. Este error suele producirse cuando corres «sentado» o con las caderas bajas.

Si el apoyo se produce por detrás del cuerpo, que es lo que ocurre cuando corres caído o inclinado adelante (a veces también decimos «roto», porque parece que el atleta lleva su cuerpo roto hacia delante en lugar de mantenerlo alineado y sólido), el paso será ineficaz, pues no tendrás un buen apoyo y, además, perderás todo el beneficio de la tracción del pie sobre el suelo (solo podrás utilizar la impulsión).

La solución es la que te he contado al principio de esta sección: **correr alineado y «grande», alto de caderas**. De esta forma, **el apoyo se producirá en la vertical, bajo tus caderas y no delante ni detrás**. El pie contactará con el metatarso y no de punta ni de talones (para quienes no estáis familiarizados con el lenguaje del corredor: debes intentar apoyar con toda la planta, pero como si no quisieras tocar el suelo con los dedos del pie. Si haces esto y el apoyo se produce debajo de las caderas, el contacto será correcto).

Aunque el apoyo se hace de metatarso, es normal que exista una amortiguación y que toda la planta contacte con el suelo. Para que esta amortiguación no juegue en tu contra, el movimiento del pie debe ser rodante. Es decir, **el pie no apoya de forma pasiva como si fuese un simple muñón, sino que hace un movimiento de tracción e impulsión que siempre debe resultar positivo, en la dirección del movimiento**. Para que te hagas una idea: imagina que vas en un patinete y quieres darte impulso con un pie. El pie baja hacia el suelo y al contactar empuja de «forma positiva» para hacerte avanzar sin frenos ni impactos, ¿se entiende? Pues así es como debemos correr. De hecho, algunos entrenadores de velocidad y de fondo utilizan patinetes para enseñar la técnica del apoyo en la carrera.

El pie trabaja de forma activa, es como un zarpazo al suelo, pero sin pretender machacarlo, sino traccionar de esa forma positiva que te he comentado. Antiguamente, los entrenadores solían indicarte que debías correr como si el suelo «te quemase». No me parece una buena analogía, ya que esto transmite la idea de poner el pie en el suelo y quitarlo lo más rápidamente posible, consiguiendo un apoyo breve, recortado e ineficaz, en lugar de uno rápido y completo que es lo que necesitamos. Y, claro está, el pie no debe apoyar «muerto», sino ejerciendo presión contra el suelo para hacerte avanzar.

Recuerda: el pie apoya de metatarso debajo de las caderas y no machaca el suelo, actúa en forma de zarpazo positivo, sin frenos ni impactos, de forma rodante o secante.

Si consigues correr con las caderas altas, alineado y con apoyos positivos y activos economizarás energía, rentabilizarás tu zancada y minimizarás el riesgo de una lesión.

Otros errores habituales que debes evitar.

- Correr a saltos arriba y abajo, en lugar de simplemente avanzar.
- Correr con la punta de los pies mirando hacia afuera: debes orientarlos hacia delante.
- Llevar las piernas rectas todo el tiempo en vez de flexionarlas cuando termines la impulsión. Así, la pierna retornará hacia delante flexionándose y relajada, de una forma económica y rápida.
- Mirar al suelo. ¡Levanta la cabeza, hombre!, que te vas a tronchar el cuello. Mira al frente.

Ahora te mostraré cómo iniciarte en otras disciplinas deportivas. Yo soy especialista en atletismo, pero las modalidades de las que te voy a hablar comparten muchos de los principios básicos fundamentales.

***

¿Te ha quedado alguna duda?

Si lo deseas, puedes escribirme a frajavier@hotmail.com.

También puedes contactar conmigo si estás en la comunidad de Madrid (España) y quieres que te ayude con tus entrenamientos de iniciación o para competir en carreras populares.

Tendrás la opción de realizar sesiones presenciales en las que trabajaremos la técnica de la carrera, de los ejercicios de fuerza, así como los estiramientos y las movilidades, coordinaciones, etc.

Empezar a entrenar: la bicicleta

MUCHOS pensáis que basta con subirse en la bici y darle a los pedales, y si tienes una bicicleta con la asistencia de un motorcillo eléctrico tendrás razón (hasta que un día se te agote la batería lejos de casa).

Como para cualquier actividad física, empezar con el ciclismo, aunque sea a nivel básico, requiere una pequeña adaptación. Los principios son los mismos que para iniciarte en el *running*: se va **de menos a más de forma progresiva, sin prisas y con constancia**.

Recuerda que estas palabras van dirigidas a quienes deseen iniciarse, no para quienes ya tengan la costumbre de pedalear.

Qué necesitas.

Si nunca has practicado ciclismo, cualquier bici será buena para empezar. ¿Por qué? Para que no busques escusas y empieces ¡ya! No necesitas esperar a las rebajas para comprarte el último modelo o esa tan chula que tiene tu vecino. **Empieza con cualquiera que esté en condiciones normales. Ya tendrás tiempo de conseguir una mejor**, lo cual mejorará tu experiencia una barbaridad.

No es necesario equiparse como un profesional. En serio, con ropa cómoda y ligera, o un chándal abrigado en invierno, te basta para dar estos primeros pasos. Cálzate unas zapatillas cómodas y ya estás listo, ¿o no?

Pues no. **El casco es imprescindible y te lo vas a poner quieras o no**. No me vale eso de que solo vas a dar una vueltecita para ver si te gusta. O te pones el casco o aparca la bici y dedícate al *running* o a la natación. Me hace mucha gracia cuando veo una familia de ciclistas aficionados y los niños van con el casco pero los padres no. Menudo ejemplo. La información que se transmite es: como soy un niño tengo que llevar casco, cuando sea mayor no hará falta.

Y, aunque esto no tiene nada que ver con el deporte, es el mismo caso de esos padres que dicen que no saben cómo hacer para que sus hijos se acostumbren a leer, ¡pero ellos mismos no cogen un libro jamás! Da ejemplo y verás el resultado (perdón, perdón, si es que me caliento…).

Algunos consejitos previos.

Como en el caso de correr, lo que pretendemos es **crear un hábito saludable y que disfrutes** con la experiencia. De nada sirve darte una paliza un día y abandonar la bici durante una semana.

Por eso, si hoy estás disfrutando una barbaridad con la bici, es imprescindible que resistas la tentación de hacer de más demasiado pronto. Es mejor quedarse con las ganas para estar deseando salir de nuevo pasado mañana; mañana descansarás, ¿o qué creías? **El descanso es la base de la mejora** y posibilita a tu organismo recuperarse y «ponerse al día».

A medida que le pilles el gustillo a la bici tendrás que aprender algo de mecánica básica, al menos para saber cómo colocar una cadena o cambiar la cubierta de una rueda que se ha pinchado. Una rueda se puede pinchar, no pasa siempre, pero a veces sí, y seguramente no tendrás ni idea de hacer una reparación. Por eso, al principio, procura practicar cerca de tu domicilio o de donde hayas aparcado el coche. De este modo, si ocurre alguna avería no te verás obligado a arrastrar la bici de regreso.

Una de las cosas buenas de la bici es que puedes llevarte una pequeña mochilita con algo de bebida y algún bocadito (frutos secos, frutas, alguna barrita energética, incluso un pequeño bocadillo) para reponer líquidos y energía. Aprovéchalo. Recuerda que hay que beber antes, durante y después del ejercicio.

Nivel inicial.

De pequeño aprendiste a montar en bici, quizá tuviste la típica de paseo, sin marchas ni nada similar, pero de ahí no pasó tu aventura ciclista.

Lo que debes hacer para empezar es darte pequeños paseos cerca de tu domicilio. Escoge un lugar adecuado, como un parque que disponga de carril bici o, mejor, desplázate a las afueras, a un lugar que conozcas y que te guste, en medio del campo. Selecciona un terreno llano y sin tráfico y juega con la bici. Recuerda cómo mantener el equilibrio, practica habilidades básicas como frenar antes de una marquita que hagas en el suelo, o sortear pequeños obstáculos que no resulten peligrosos. De esta forma, disfrutarás no solo del ejercicio físico, sino del reto y del juego. Es indudable que resultará más gratificante si vas acompañado.

Esta fase no requiere ningún esfuerzo físico, así que podrás repetir casi cada día si lo deseas. No obstante, te aconsejo que no fuerces la situación. Plantéate tres o cuatro entrenamientos por semana y si algún día quieres repetir, pues adelante.

¿Cuánto tiempo tienes que estar con este tipo de juegos? Todo el que sea necesario para que adquieras control y seguridad ¡No quiero que te caigas o que atropelles a alguien! Si te aburres de hacer siempre lo mismo puedes probar a cambiar de escenario; será una excelente excusa para visitar diferentes lugares y pasar un día de campo en buena compañía (y esto también contribuye a tu nuevo estilo de vida saludable).

¿Prueba superada? Entonces vamos a utilizar la bici como vehículo para hacer pequeños recados: ir a por el pan, a por eso que se te olvidó comprar en el supermercado, a devolver el libro de la biblioteca o la película del videoclub (¿alguien va todavía al videoclub? ¿Y a la biblioteca?). Lamentablemente, y vista la naturaleza de la raza humana, tendrás que proveerte de una cadena para que no te roben la bici cuando tengas que dejarla en la puerta de los establecimientos.

Con esta actividad, además de acostumbrarte a pedalear, estarás aprendiendo a circular por tu ciudad y a tener cuidado con el tráfico motorizado.

Nivel básico.

Ya manejas la bici con una cierta soltura. Eres capaz de aguantar un rato sobre el sillín sin necesidad de colocar un cojín debajo del culo y, lo más importante, no pierdes el resuello al hacerlo: casi podrías ir hablando por el teléfono móvil a la vez sin que te tiemble la voz. ¡¡Pues no lo hagas!! Está prohibido y, además, te arriesgas a darte un golpe, a ser atropellado o, incluso, a chocar contra un viandante.

A partir de ahora vamos a intentar acumular tiempo de pedaleo, es decir, aumentar el volumen del entrenamiento. De nuevo te sugiero que busques una ruta que no sea demasiado exigente, pues queremos incrementar la cantidad de trabajo, no la intensidad.

Trata de pedalear con un **ritmo uniforme**, sin cambios bruscos de velocidad. No fuerces y, si te es posible, ve acompañado. ¿Puedes charlar mientras pedaleas? ¡Claro! En este nivel en el que estamos, y si no hay riesgo de que puedas colisionar contra un peatón, disfruta y sé feliz. Lo que no te aconsejo es que te pongas unos cascos para escuchar música.

Es peligroso, ya que no escucharás a otros vehículos o las advertencias de otros ciclistas o peatones. Y también está prohibido.

¿Cuál es el objetivo? Aguantar sobre la bici alrededor de media hora y, lo más importante, repetirlo tres veces a la semana. Esto último es fundamental, recuerda que queremos crear un hábito saludable y es mejor hacer poquito de forma persistente, que hacer mucho y olvidarnos durante un buen tiempo. La mejora llegará con la constancia y la repetición, no tengas prisa.

Cuando lo consigas no quieras complicarte más. Aguanta así durante varias semanas. **Después** de ese tiempo, y cuando el cuerpo te lo esté pidiendo a gritos, **incrementa el tiempo de rodaje poco a poco** hasta llegar a una hora. Consejo: busca lugares bonitos para recrear tu vista mientras practicas. Procura que sean seguros y que el tráfico no suponga un peligro.

Si entrenas durante una hora, este logro ya te permitiría tener un estilo de vida saludable siempre que lo repitas al menos tres veces por semana y no falles ninguna.

Para que tu condición física sea más completa y que puedas disfrutar de **una ruta cicloturista**, con mucha más compañía, vamos a ir un poco más allá.

Importante. **En esta fase ya debes utilizar unas ropas más adecuadas** y específicas para esta especialidad. Así evitarás rozaduras y no sufrirás en exceso. En cualquier tienda especializada te mostrarán una gran cantidad de mallas o culotes de ciclismo.

Nivel aficionado.

Ya tienes una base de resistencia. Es muy básica, pero te permitirá rodar por rutas un poco más complicadas, con mayores desniveles, de forma que no veas limitada la posibilidad de disfrutar de ningún paisaje que te propongan visitar.

La clave es tomártelo con calma. Empieza con lugares conocidos donde no te vayas a encontrar una sorpresa en forma de pendiente asesina. Si es necesario, reduce el tiempo de entrenamiento. Si te fatigas mucho, haz este tipo de práctica solo una vez a la semana y las otras dos sesiones que sean las habituales. Cuando lo tengas dominado y seas capaz de aguantar esa horita que ya haces por terrenos fáciles, puedes optar por sustituir una de las sesiones cómodas por otra de las que tienes que esforzarte un poco más.

No te apresures ni te agobies para conseguirlo. Date el tiempo que necesites. Cuando lo logres, mantente así durante algunas semanas. No tengas prisa por complicarte la vida.

Ahora, **el objetivo consiste en** poder pedalear por cualquier terreno normal, con sus dificultades, durante un tiempo que pueda oscilar entre una y tres horas. Para llegar a esto solo tienes que ser constante y practicar ese mínimo de tres días semanales del que hemos hablado. Mejor si son alternos, en lugar de hacerlos seguidos y luego tirarte en el sofá el resto de la semana (no me hagas trampa, que te veo venir).

Y ya está. **No necesitas más que esto para disfrutar y estar en forma**. Pero recuerda que el estilo de vida saludable implica, además, cuidar la alimentación (sin dietas, tan solo comiendo sano y con mesura), leer libros, cuidar de tus mascotas y jugar con ellas (incluidos algunos amigos y familiares).

De nuevo, te aconsejo que combines este entrenamiento con ejercicios de estiramientos, movilidades y que trabajes la fuerza general, ya sea a manos libres o con pequeñas sobrecargas. Si quieres machacarte un poco más puedes apuntarte a un gimnasio.

Puede ocurrir que le cojas tanto gusto a la bici que desees progresar más y mejorar tu rendimiento. Lo mejor que puedes hacer es apuntarte a un club. Bajo las órdenes de un entrenador realizarás entrenamientos más específicos e intensos, con cambios de ritmo, fuerza especial y muchísimas cosas más.

Errores que cometen los principiantes.

En muchas ciudades está prohibido circular por las aceras. En otras se permite siempre que se haga a una velocidad prudente y no se moleste a los peatones. **Lo mejor es que circules por el carril bici**. Si no existe, deberás utilizar la calzada, pero ten mucha precaución con los coches. Olvídate de si tienes prioridad o de si un vehículo a motor tiene la obligación de respetar tu metro de espacio cuando te va a adelantar; en la carretera el ciclista es el más débil y tiene todas las de perder, aunque le asista la ley. No te la juegues y ve con mil ojos.

Llevar el sillín demasiado bajo o excesivamente alto. El asiento debe permitirte pedalear con comodidad, por ello colócalo a una altura que te deje estirar la pierna casi del todo cuando pisas el pedal. Si está demasiado bajo te puedes provocar dolores en el tendón rotuliano (debajo de la rodilla). Si está demasiado alto el dolor podría aparecer en la zona poplítea (por detrás de la rodilla).

Inclinarte demasiado sobre la bicicleta o ir demasiado rígido. La inclinación correcta es de alrededor de 45 grados. Si te inclinas más vas a fastidiarte la espalda.

Colocar el manillar muy por debajo de la altura del sillín. Déjalos a la misma altura, aunque no importa si el manillar está ligeramente por debajo, pero sin exagerar o tendrás dolor de espalda y de cervicales.

Inclinar el sillín hacia delante/abajo. Deja el sillín recto.

Agarrarte al manillar como si quisieras exprimirlo. Relaja la presa sobre el manillar, no es necesario apretarlo. Si tus manos sufren mucho prueba a elevar ligeramente el manillar.

Olvidarte el kit de reparación de pinchazos. Más bien de sustitución de la cámara, ya tendrás tiempo de reparar el pinchazo cuando estés tranquilo en casa. Lleva siempre contigo una cámara, un par de palanquitas y una bomba de aire. Y, por supuesto, como te he dicho anteriormente, de nada te servirá todo esto si no sabes utilizarlo, ¡aprende a hacerlo!

Olvidarte el agua. Recuerda que la hidratación es imprescindible. ¡No salgas sin el agua!

Coger el bidón del agua apartando la vista del camino. Hazlo sin dejar de mirar adelante o podrías sufrir un accidente.

Pensar que **eres inmune a las normas de circulación y a los semáforos**. ¿No van contigo? Total, es comprensible, no vas a pararte en un semáforo ahora que le has cogido el ritmo, ¿verdad? Con lo que cuesta arrancar y parar, arrancar y parar. Es ridículo pensar que no sabes que **las normas de circulación son iguales para todos los vehículos**, vayas en bicicleta o en camión.

De noche **utiliza la iluminación**. Los demás conductores te verán mejor y estarás más seguro.

Utiliza unas gafas para protegerte del polvo y de los insectos. Si vas por el campo también protegerán tus ojos de ramas que podrían golpearte.

Viste ropas adecuadas. Al principio, cuando no das más que pequeños paseos, no importa si vas en bañador, pero cuando ya seas capaz de rodar durante una hora puedes provocarte rozaduras en la entrepierna. Usa culotes de ciclismo, que están acolchados para protegerte.

Algunas anotaciones técnicas.

En el apartado anterior ya te he dado algunas ideas. Vamos a complementarlas con algunas más, pero sin entrar en complejidades, pues este libro va de iniciación y de principiantes.

Pedalea de forma uniforme, sin pisotones bruscos ni cambios de ritmo. El movimiento debe resultar redondito y rítmico.

Utiliza el freno delantero sin miedo. Es más eficiente que el trasero y los ciclistas lo utilizan en primer lugar, después activan el trasero para dar estabilidad a la bici y ayudar en el frenado. En una frenada de emergencia hay que tratar de que no se bloquee la rueda delantera. Para ello aprieta con cuidado y suelta hasta que veas que controlas la bici y has conseguido reducir la velocidad.

Si te has despistado y **te acercas a una curva a excesiva velocidad, frena antes de entrar** en ella. Durante el trazado de la curva suelta el freno, esto aumentará la adherencia de la rueda y te permitirá controlar mejor.

Si vas acompañado de otros ciclistas **evita acercarte al que va delante** solapando tu rueda delantera con su trasera. Cualquier golpecito terminará contigo (o ambos) por el suelo.

Si tienes que detenerte ante una señal de stop (sí, los ciclistas también tienen que respetar las señales de tráfico), **antes de parar reduce las marchas** para poder salir con facilidad después.

Si te enfrentas a **una bajada complicada** carga el peso sobre la rueda trasera. Para ello retrasa el cuerpo. Esto te dará estabilidad y control.

Si el problema es que debes **subir una fuerte pendiente**, mantente sentado e inclínate adelante. El pecho tiene que aproximarse al manillar. De esta forma evitaremos que la rueda trasera derrape o que la delantera se levante y pierda el apoyo. Si te ves obligado a levantarte, mantente inclinado adelante.

***

Si no practicabas ciclismo y tras leer este libro terminas por integrarte en un club, me harías superfeliz si me lo cuentas, por favor, escríbeme a frajavier@hotmail.com.

Empezar a entrenar: la natación

LA natación tiene un inconveniente: si te cansas no puedes continuar caminando, como hacías con la bici o con el *running*. Por eso **es imprescindible que te inicies en un espacio controlado y con vigilancia**, es decir, en una piscina municipal o privada, pero siempre con la presencia del socorrista.

Voy a dar por supuesto que sabes nadar de forma aceptable, es decir, que no vas a terminar practicando el buceo permanente. De otro modo no tendría sentido lo que voy a contarte en este capítulo.

Si no sabes nadar tampoco pasa nada, solo debes apuntarte a un cursillo de los que ofrecen en tu polideportivo. No te preocupes si te da la sensación de que de este modo vas a perder el tiempo o que vas a retrasar tu puesta en marcha; todo el mundo debería saber nadar y, además, un cursillo es una buena forma de iniciarte en el entrenamiento de forma muy suave y ¡muy divertida! No saber nadar no es impedimento para empezar a entrenar utilizando la natación.

Cuando termines el cursillo y sepas mantenerte a flote y evoluciones de forma segura, puedes regresar a este capítulo y continuar desde aquí.

Mientras, si lo deseas, puedes optar por complementar tu cursillo con la iniciación al *running* que te he explicado o, si tienes sobrepeso o simplemente lo prefieres, al ciclismo o a sesiones de pilates (gimnasia, movilidades, estiramientos, fortalecimientos).

***

Mientras haces el curso de natación voy a ver si avanzo en la escritura de mi novela de fantasía «Feliz Navidalloween».

A quienes ya sabéis nadar: un poco de paciencia, hombre, vamos a dar tiempo a vuestro compañero y así empezáis todos juntos.

Venga, gracias.

***

¿Por qué escoger la natación?

- No existen impactos, así que es la opción menos traumática si tienes sobrepeso o dolor en las articulaciones o en la espalda.

- Practicarás un ejercicio muy completo, ya que se ejercita la resistencia, la fuerza, la flexibilidad y, por si fuera poco, te permitirá sumirte en tus pensamientos y reflexionar. Eso sí, no esperes ir charlando con tus compañeros mientras nadas.

- Incluso, te permitiría dejar la mente en blanco y centrarte solo en nadar. Es un modo de desconectar de los problemas diarios, del estrés… Te olvidarás de ese compañero tostón del trabajo, de tu gata orinándose en el medio de tu asiento preferido…

- Existen varios estilos de natación: *crol*, espalda, braza y mariposa. Si los combinas, trabajarás toda tu musculatura.

- Si has hecho ese cursillo de natación sabrás que debes utilizar brazos y piernas para desplazarte, ¡no solo los

108

brazos! Esto hace que quemes un montón de calorías, así que es un ejercicio ideal para ir eliminando esos kilitos de más.

- Así como te recomendé que no utilizases unos cascos para escuchar música mientras practicas el ciclismo, sí podrías hacerlo mientras nadas, de forma que complementes tu ejercicio con el placer de la música o de escuchar un *podcast* de tu programa preferido.

- No necesitas material caro ni complicado, te bastará con un bañador y unas gafas de natación, para proteger tus ojos del cloro y evitar que tus lentillas decidan, por su cuenta, practicar el buceo y jugar al escondite. Además, en muchas piscinas exigen el uso de un gorro de baño (sí, también aunque seas calvo).

Algunas precauciones.

- Para las mujeres embarazadas solo es recomendable practicar la natación hasta la semana 38, ¡podrían romper aguas sin enterarse! Del mismo modo, han de buscar una piscina tratada con ozono para proteger su piel y evitar infecciones.

- Aunque estés en el agua, también es necesario que te hidrates. Recuerda: bebe antes, durante y después del ejercicio.

- Es especialmente recomendable que aprendas a nadar de forma correcta, pues podrías lesionarte o adquirir fallos que más tarde resultarán complicados de corregir. ¡Pide ayuda a un entrenador!

- Si tienes problemas de espalda, hombros o caderas, antes de meterte al agua háblalo con tu médico para ver si te conviene.

- Algunas personas podrían necesitar tapones para evitar que entre agua en los oídos (escoge los de silicona).

- Para evitar los hongos debes ducharte y secarte bien tras cada entrenamiento. Lleva unas chanclas para la ducha de la piscina. No entres descalzo.
- El gorro de baño protegerá tu hermoso cabello.

Contraindicaciones.

- No te metas al agua si padeces una infección pulmonar, anginas, faringitis, sinusitis u otitis.
- ¿Tienes problemas en la piel como eczemas? Tampoco debes optar por la natación mientras no mejores.
- Consulta con tu médico la posibilidad de practicar la natación si padeces de diabetes o epilepsia.
- ¿Te tortura la espalda debido a una lumbalgia? Mantente en seco hasta que mejores un poco y recuperes un mínimo de movilidad y soltura. Después, y durante algunas semanas, ¡prohibido nadar a crol o a braza! Emplea el estilo de espalda.

Cómo empezar.

Es indudable que aquí la técnica es fundamental. Un entrenador te resultaría muy útil y te recomiendo que contactes con uno. Seguramente, las instalaciones a las que acudas te ofrecerán este servicio. Si ya sabes nadar y deseas mejorar tu técnica vas a tener que pedir ayuda a un entrenador sí o sí. No es conveniente que intentes hacerlo solo, pues, como ya te he comentado, podrías adquirir vicios y errores. Estos pueden, incluso, provocarte dolores y descompensaciones musculares.

Si decides practicar por tu cuenta, **escoge el estilo crol (estilo libre) y altérnalo con la natación de espaldas**. De vez en cuando, si lo deseas, puedes optar por la braza o por la mariposa, pero es mejor que lo dejes para cuando ya hayas mejorado un poco.

El estilo de mariposa es muy exigente y requiere una mínima condición física, además de un buen nivel técnico.

El estilo braza (el que solemos llamar «estilo rana»), podría causarte daños en la espalda si no estás fuerte de abdominales y de lumbares.

Al nadar, **la cabeza, las caderas y los pies deben formar una línea**. No fuerces la postura con arqueos extraños del cuerpo.

Mantén la **relajación**. Es verdad que se necesita un cierto tono muscular para mantenerte alineado, pero trata de no agarrotar los músculos. Haz **movimientos amplios, rítmicos y fluidos**.

Como en el caso de las modalidades «terrestres» que ya te he explicado, **tu objetivo será el de lograr una resistencia mínima**, es decir, ser capaz de nadar más tiempo cada semana.

Por eso **debes nadar a un ritmo tranquilo**, que domines. Nada de competir o de intentar adelantar a esa viejecita que no sabes cómo lo hace, pero mira cómo va la tía, que no hay quién que la pille.

De nuevo tengo que decirte que lo que te he explicado para el *running* o la bicicleta se puede aplicar aquí: **alterna la natación con el descanso tantas veces como sea necesario**.

Te voy a dar un ejemplo que podría servirte:

Si en tu piscina está permitido nadar a lo ancho (algunas tienen varias calles delimitadas con boyas para evitar que unos nadadores se crucen con otros y sufran accidentes), puedes nadar el ancho y descansar uno o dos minutos, después regresas y repites el descanso, y así hasta que completes cuatro, seis, ocho o diez anchos, en función de tu nivel. Ponte el límite de diez y déjalo por hoy. Repite este entrenamiento tres veces por semana.

Si no puedes nadar a lo ancho, hazlo a lo largo hasta la mitad de la piscina y descansa. La idea es la misma, trabajar un máximo de diez tramos y descansar otros tantos.

Si no logras llegar a diez tramos de trabajo, mantén este tipo de entrenamiento hasta que lo consigas. Aguanta las ganas de saltarte un descanso, pues lo que queremos es que adquieras un nivel mínimo de resistencia. Piensa que una piscina olímpica tiene 50 metros de largo, lo cual, ida y vuelta, supone nadar cuatro tramos de 25 metros. Si haces los diez tramos que te propongo tan solo nadarás 250 metros, que no es mucho pero es un inicio.

Cuando hayas conseguido lo anterior, trata de ir y volver a lo ancho sin descansar (o hacer un largo seguido). Después, tómate tu minutito de relax antes de repetir. El volumen total del entrenamiento será el mismo, es decir, esos 250 metros aproximados. Repite este entrenamiento los días que sea necesario hasta que lo logres. Lo importante es que entrenes tres días a la semana ¡todas las semanas! Alterna los días de natación con días de descanso.

¿Lo has conseguido? Genial, felicidades. ¿A que sabes lo que te voy a pedir ahora? Efectivamente, quiero que nades cuatro anchos, o dos largos seguidos, antes de descansar, y que lo repitas tres veces, es decir, unos 300 metros. Si te encuentras bien, y te ves capaz, te permito que lo hagas cuatro veces, o sea, 400 metros aproximadamente.

Pues ya sabes cuáles son tus deberes, ¡al lío! **No tengas prisa por lograrlo y trata de disfrutar con el proceso**.

¿Sabes qué te vendría bien? Ir anotando lo que hagas en una libreta o en un archivo de texto de tu teléfono, así podrás comprobar tus progresos y no olvidarte de lo que toca el próximo día.

La clave para conseguir lo que te he propuesto es ir poco a poco cada día y **mantener lo que consigas durante varios días antes de intentar hacer más**.

Por ejemplo, resulta que hoy, por fin, has sido capaz de nadar dos tramos de 100 metros (descansando un minuto en medio), pero después, para el tercero y último, te has visto obligado a hacer una parada de más, es decir que en total has nadado 100 m + 100 m + 50 + 50. Vale, sin prisas. Esta semana repite lo mismo uno o dos días más y la semana que viene, o la siguiente, cuando te veas preparado, trata de hacer los tres tramos de 100 metros. ¿Entendido?

Cuando superes este reto mantenlo durante una semana y, después, pasamos al siguiente nivel.

Ahora quiero que seas capaz de nadar esos 300 metros seguidos, sin descanso.

Al principio puedes hacer los descansos que quieras, pero poco a poco tienes que irlos eliminando para, finalmente, no hacer ninguno. Emplea el tiempo que sea necesario y anota tus progresos. **No me interesa que te des prisa en conseguirlo, sino que seas constante y que avances a tu ritmo**. Es muy importante que **no faltes al entrenamiento de ninguno de esos tres días semanales**, pues aún estás iniciándote y podrías perder el hábito que estás empezando a consolidar, ¡no subestimes el poder de la pereza!

¿Logrado? ¡Genial! Pues a repetirlo durante una o dos semanitas. Incluso, si te sientes bien así, aguanta un mes.

Lo que quiero es que día a día, y siempre **sin forzar, vayas incrementando el tiempo de natación hasta que seas capaz de nadar alrededor de treinta o cuarenta minutos seguidos**, sin descansar. Si quieres puedes anotar los metros que haces en ese tiempo y así verás cómo vas mejorando. Para llegar a este punto es imprescindible la paciencia y el disfrute. A no ser que seas de los que gozan con el sufrimiento, que los hay, no te esfuerces más allá de lo que hayas conseguido el último día y repite hasta que te veas con ánimo de hacer un «larguito de nada» más.

A continuación voy a resumirte el plan de forma más esquemática, para que no tengas que releer todo, de nuevo, cada día.

Resumen del plan.

- Nada un ancho + descansa un minuto. Repite esto hasta que, con el paso de los días, consigas hacer 10 anchos.

  Si nadas a lo largo de la piscina: nada hasta la mitad y descansa un minuto. Continúa hasta el final del largo. Repite esto hasta que logres nadar 250 metros, es decir, 5 largos (o 10 mitades).

- No tengas prisa por aumentar el número de largos, ve a tu ritmo y si hoy consigues hacer uno más que el último día, mantén este trabajo para el siguiente o los dos siguientes antes de intentar superarte.

- Nada el ancho, ida y vuelta, sin descanso + Recupera un minuto. El volumen del entrenamiento será de 250 metros.

  Si nadas a lo largo: hazlo sin descansar en medio + Recupera un minuto. Repite hasta alcanzar los 250 metros (5 largos).

- Nada 4 anchos seguidos (o dos largos), o sea, unos 100 metros + Descansa un minuto. Repite hasta alcanzar 300 metros, es decir, 6 largos o, más o menos, 12 anchos totales.

- Ve quitando descansos hasta que logres nadar los 300 metros seguidos, sin ninguna parada.
- Cuando lo consigas, repítelo durante algunas semanas antes de complicarlo más.
- Ve incrementando el tiempo de entrenamiento hasta que seas capaz, con el tiempo y poco a poco, de nadar un total de 30-40 minutos seguidos.

IMPORTANTE. Al principio, como el volumen de entrenamiento es muy bajo, es mejor que nades tres días a la semana.

Después, **cuando ya seas capaz de aguantar esos 30-40 minutos puedes reducir las sesiones semanales a dos**.

En este caso, podrías complementar los entrenamientos de natación con clases de Pilates o con alguna otra modalidad deportiva.

Te hablaré de ello en el siguiente capítulo.

***

Si has conseguido nadar 30-40 minutos seguidos y lo mantienes cada uno de esos dos o tres días a la semana, ¡estás de enhorabuena!, pues has logrado consolidar un hábito saludable que tendrá unos efectos de enorme beneficio en tu salud, tanto física como psicológica.

¿Has seguido este plan y has llegado hasta el final con éxito? Me encantaría saberlo. **¿Te animas a escribirme aunque solo sean dos líneas?** frajavier@hotmail.com. Muchas gracias.

El entrenamiento combinado

UNA opción muy divertida y que puede complementar tu entrenamiento es la de combinar diferentes tipos de especialidades.

Los atletas de competición procuran evitar la bici o la natación debido a que presentan incompatibilidades entre sí y pueden afectar al rendimiento de la especialidad en la que se compite. Tan solo utilizan alguna de las otras para desconectar, de vez en cuando, en vacaciones, o para realizar rehabilitaciones cuando se han lesionado: los atletas usan mucho, en estos casos, la piscina y la bicicleta, pero en cuanto se recuperan apenas las tocan.

Sin embargo, existe la especialidad del triatlón que combina las tres especialidades.

Pero este libro no va de competir, sino de mejorar la salud, la forma física y el disfrute, por tanto, si deseas combinar estas especialidades e, incluso, otras, te animo a ello.

Aunque debes tener precaución. Cuando empezamos una nueva actividad es muy fácil emocionarse y querer hacerlo todo cuanto antes. Por eso, primero debes empezar con una de las actividades que te he propuesto y darte unos meses para que adquieras una condición física mínima y para crear el hábito y el compromiso de hacer deporte. Después, podrás compatibilizar la especialidad elegida con otra.

Pilates.

Una de las actividades de bajo impacto que puedes integrar en tu plan es el **Pilates**, que sigue estando de moda y tiene mucho tirón entre los adultos.

En realidad, muchos de los ejercicios que se hacen en Pilates los utilizan los atletas para calentar, enfriar, mejorar su movilidad y flexibilidad, para rehabilitar de lesiones, para relajarse y, también, cuando necesitan compensar su musculatura en esos periodos en los que el entrenamiento es muy específico. Aunque en Pilates hay una diferencia muy importante: se requiere una gran concentración y control de la respiración y de los movimientos, algo que los atletas obvian, pues ejecutan los movimientos de forma más rutinaria, casi sin pensar, al considerarlos como complementarios y no como parte de su entrenamiento principal.

Para iniciarte en la actividad física o para combinar con otra especialidad, el Pilates te vendrá genial en un principio. Después, seguramente, querrás avanzar un poco más y realizar ejercicios de fuerza más completos y dinámicos. Para ello necesitarás la ayuda de un entrenador o darte más tiempo para aprender por tu cuenta.

Esta actividad es genial para aprender a realizar ejercicios, para pasar de un estado de forma lamentable a una mucho mejor y para rehabilitar de lesiones. Conseguirás mejorar el tono muscular y sentirte mucho más relajado y vital.

¿Qué es?

Son ejercicios destinados a mejorar tu condición física y también tu concentración y control corporal. Se cuida mucho de las posturas correctas y de los movimientos adecuados realizados de forma consciente.

Su creador, Joseph H. Pilates aseguró que había creado una gama de unos 500 ejercicios que conjuntaban relax, flexibilidad y fuerza. Sin embargo, la mayoría de los entrenadores utilizan muchos menos ejercicios (alrededor de 40-80), combinándolos de diferentes formas y con objetivos diferentes para conformar tu entrenamiento.

¿Cómo funciona?

Su objetivo principal no es el de quemar esas grasas que te sobran, por eso te lo propongo como complemento a una de las actividades anteriores.

En realidad, la práctica del Pilates va encaminada a mejorar tu fuerza, flexibilidad y control del cuerpo.

Se definen **seis principios** que caracterizan este método: **control, concentración, respiración, fluidez, precisión y «centro»**.

Este «centro» es la piedra angular sobre la que se construye todo el método. Pilates consideraba que nuestros músculos abdominales y toda la franja que rodea la cintura (lo que se también se conoce como *core*), conforma un centro de fuerza que es necesario reforzar para dar solidez a todo el organismo. Estos músculos son, sobre todo: los abdominales, los lumbares, los oblicuos y los glúteos.

Con el fin de lograr una correcta compensación, yo añadiría los aductores y los psoas-ilíacos, aunque estos últimos deben trabajarse con cuidado y sabiendo cómo hacerlo, pues mal entrenados provocarán dolores de espalda.

Los ejercicios se realizan con movimientos lentos y controlados y se acompañan del control de la respiración. Los instructores harán especial hincapié en la alineación del cuerpo y en la concentración.

Esto es especialmente interesante si padeces de dolores de espalda, artrosis u otras patologías parecidas, pues se evitan los gestos bruscos e incontrolados.

Hay muchos materiales destinados a la práctica de esta actividad: bandas elásticas, rodillos, aros, pequeñas pesas…, pero sobre todo utilizarás *fitballs* (esos balones gigantes que no pesan nada), el bosu (que es como medio *fitball*, es decir, una pelota grande cortada por la mitad y apoyada en el suelo por su parte plana), esterillas y colchonetas.

Cómo combinarlo.

Si vas a optar por el Pilates para iniciarte en la actividad física, estaría bien que acudas a dos clases semanales.

Si lo vas a utilizar para compatibilizarlo con la carrera, el ciclismo, la natación o cualquier otra especialidad, te bastará con una sesión semanal.

Calistenia o fortalecimiento con el peso de nuestro cuerpo.

Esta es una opción barata y completa y, para mi gusto, más divertida que el Pilates, aunque te recomiendo en primer lugar el Pilates, para que aprendas algunos fundamentos que te serían muy útiles y beneficiosos. Lo mejor sería que empieces con Pilates y tras un par de meses, si lo deseas y te ves preparado, pases a este otro tipo de trabajo.

¿Qué es?

Son ejercicios destinados a mejorar tu fuerza y agilidad utilizando elementos como barras fijas, paralelas y otros aparatos parecidos, que nos permitan trabajar con el peso de nuestro cuerpo.

De nuevo he de decir que estos ejercicios son parte del entrenamiento habitual de atletas y otros deportistas. De hecho, en las primeras semanas de cada temporada se realizan gran cantidad de ejercicios de fortalecimiento a manos libres de este tipo, sobre todo con los pertiguistas, que se pasan la mitad del tiempo colgados de barras, anillas, ramas y de cualquier sitio que encuentren.

En esta modalidad se combinan los típicos ejercicios que todos conocemos, como las sentadillas, las flexiones o fondos, las dominadas en barra, etc., y también se incluyen ejercicios más propios de los gimnastas.

Con la calistenia **se pretende lograr fuerza, resistencia, gracilidad de movimientos, agilidad y una construcción armónica de tu musculatura**. No se persigue la potencia que necesita un saltador o un velocista, ni la masa muscular de un culturista. Para eso sería necesario trabajar con pesas de forma específica.

¿Cómo funciona?

Los practicantes de esta especialidad tratan de realizar la técnica de los ejercicios de la forma más correcta posible y se concentran en cada repetición para obtener el mejor resultado posible.

Al principio, te costará un gran esfuerzo casi cualquier ejercicio que hagas, pero lo bueno de esta actividad física es que se mejora muy rápidamente hasta un nivel básico.

Una vez adquirido este nivel, podrás plantearte si quieres enfatizar más el trabajo de la fuerza o más el de la resistencia, con el fin de quemar grasas y definir tu cuerpo.

Si te decantas por esta modalidad deportiva trata de buscar información en libros especializados, en YouTube o en blogs sobre *fitness* y calistenia. Yo solo te estoy ofreciendo posibilidades, no es mi objetivo entrar en detalle en cada uno de los deportes que existen.

¿Cómo combinarlo con la carrera, la natación o la bici?

Empieza con una sesión semanal y a medida que mejores, si te gusta, puedes añadir otra.

Es mejor que lo practiques en uno de los días libres, no el mismo día de la carrera o de la natación. ¿Por qué? Porque pretendemos que te ejercites de forma constante y saludable, no nos interesa que te des una paliza enorme un día y debas guardar reposo una semana. Para lo que nos planteamos al principio del libro es mejor hacer un poco cada día que hacer mucho pocos días. Recuerda que hemos de crear un hábito saludable; no estamos preparando ninguna competición.

Combinar la carrera con natación o con la bicicleta.

Al principio, cuando barajaste las diferentes opciones que te di, te decantaste por una de ellas. Es de suponer que optaste por tu preferida o por aquella que se adaptaba mejor a tus circunstancias.

Si escogiste la natación debido a tu sobrepeso, pero ya has conseguido adelgazar lo suficiente como para dedicarte a lo que más te gusta, que es correr (por ejemplo), puedes hacer el cambio.

Para ello, trata de seguir las pautas que doy para iniciarte en el *running*, aunque como ya has logrado una condición física mínima progresarás más rápidamente.

Aún así, no tengas prisa, pues **cada vez que cambies de actividad debes darte tiempo a adaptarte sin arriesgarte a una sobrecarga o lesión**. Sobre todo en lo que a tus tendones y ligamentos se refiere, que necesitan algo más de trabajo que tu capacidad pulmonar o la musculatura para reforzarse.

Si decides hacer este cambio, sigue el plan que te he propuesto y, uno o dos días a la semana, continúa con la natación o la bici o lo que ya habías logrado.

Así pues, céntrate en la actividad elegida y practícala dos o tres días a la semana y dedica a la complementaria uno o dos. Recuerda que es imprescindible dejar como mínimo dos días de descanso a la semana (mejor que no sean seguidos).

Tu guía debe ser el disfrute, no la competición o el pique con otras personas. Si lo haces así lograrás un estado de forma excelente, una salud de hierro, vitalidad y armonía psicológica.

El calentamiento y el enfriamiento

AUNQUE ya hemos hablado de ello de pasada, conviene dedicar unas líneas a conceptos como: calentamiento, enfriamiento, estiramientos y movilidad. Te comento un poco de cada uno para aclarar dudas.

Los planes que te propuse a modo de iniciación a las diferentes actividades físicas eran tan básicos que prácticamente consistían en calentamientos, al menos en sus primeras fases. Ahora ya, debes reservar un tiempo para poder calentar de forma adecuada.

El calentamiento.

Como su nombre indica, sirve para calentar el cuerpo, para ponerlo en marcha de forma progresiva. Se trata de iniciar la actividad física de forma muy suave para ir elevando la intensidad del ejercicio hasta alcanzar la que emplearemos durante el entrenamiento principal.

Es imprescindible realizarlo y NO debes saltártelo. Previene las sobrecargas y las lesiones y adapta tu respiración y tu sistema cardiovascular al esfuerzo que vas a realizar. La musculatura se «engrasa» y mejora la elasticidad muscular para que no te sientas rígido y torpe.

Muchas de las lesiones que se producen en el deporte suelen ser consecuencia de un mal o inexistente calentamiento.

Para calentar debes realizar cinco o diez minutos de trote suave. A continuación, algunos ejercicios de estiramientos y de movilidades (que son ejercicios en los que mueves con ritmo y soltura tus extremidades, las caderas o el tronco, como por ejemplo: mover los brazos como si estuvieses nadando o hacer círculos lentos con las caderas).

Después, puedes tonificar los abdominales y los lumbares, los cuádriceps, los isquiotibiales, los hombros... Para ello se hacen algunos ejercicios de fuerza básicos, como flexiones de brazos, extensiones lumbares en el suelo, encogimientos abdominales, etc.

Bebes un trago de agua y a entrenar.

Empieza con una intensidad por debajo de la que vayas a emplear después y, poco a poco, llega hasta tu ritmo normal.

Si el entrenamiento de hoy consiste en correr durante 30 o 40 minutos, empieza el calentamiento con los estiramientos y las movilidades. Después puedes tonificar los abdominales y los lumbares. Luego, empieza a correr con suavidad durante unos 5 minutos. Poco a poco incrementa el ritmo hasta alcanzar la velocidad que deseas emplear en tu entrenamiento y enlaza ya con la parte principal de la práctica.

Diferencia entre estiramientos y movilidades.

Los estiramientos son esos ejercicios típicos en los que estiras tu musculatura de forma estática y aguantas durante varios segundos para notarte elástico y eliminar la sensación de agarrotamiento o rigidez. Son los que, seguramente, has hecho toda la vida en las clases de educación física del colegio.

Las movilidades. Consisten en estiramientos dinámicos y que, incluso, implican una mejora de la coordinación. Son mucho mejores que los estiramientos anteriores, pero lo que de verdad resulta beneficioso es combinar estiramientos con movilidades.

Son movilidades los movimientos semicirculares del cuello, las rotaciones de caderas, las circunducciones de brazos, los balanceos de piernas adelante y atrás o de forma lateral, los ejercicios para la columna vertebral en los que la arqueas y la enderezas lentamente, etc.

El enfriamiento.

Al terminar el entrenamiento no conviene irse a la ducha directamente. Es necesaria una «vuelta a la calma», que ayudará a que recuperes las constantes normales y consigas disminuir el ritmo cardíaco de forma progresiva. Esto también ayuda a que te recuperes antes y descanses mejor.

¿Cómo se hace? Es muy fácil, no es más que una especie de calentamiento pero al revés, es decir, podemos trotar durante varios minutos, cada vez más despacio hasta que terminemos andando. A muchos atletas les relaja hacerlo descalzos sobre la hierba. Después, realizamos algunos estiramientos o movilidades y listo.

Si has estado nadando, puedes hacer un larguito más, nadando muy tranquilo, incluso cambiando de estilo (el que más cómodo te resulte: de espaldas, por ejemplo). Luego estira un poco en general.

Conclusiones. Entrenamiento y contacto

PRACTICAR deporte o ejercicio con fines recreativos y de salud es una apuesta segura. Notarás los beneficios de inmediato y en pocas semanas te sentirás genial. Es mejor que cualquier medicina, solo tienes que probarlo.

Si, además, estás dispuesto a comprometerte con un estilo de vida saludable y empiezas a comer sano, las ventajas no solo serán dobles, sino muchísimas más. No pierdes nada por intentarlo, siempre puedes volver a tu estilo de vida sedentaria y a comer hamburguesas si lo que te cuento no te convence.

Si te apetece saber algo más sobre alimentación puedes echar un vistazo a otro de mis libros: «Alimentación saludable. Fundamentos. Qué alimentos comer. Cómo organizar tu menú». En este libro doy conceptos básicos para todas esas personas que no saben mucho sobre alimentación  y nutrición y desean adquirir unos conocimientos básicos. Lo escribí para mis atletas jóvenes, que siempre tienen dudas sobre este tema.

***

Si vives en la comunidad de Madrid (España) y deseas que te ayude con tus entrenamientos, por favor, contacta conmigo a través de frajavier@hotmail.com. Dime que necesitas y veré si puedo ayudarte. En caso contrario, trataré de ponerte en contacto con algún otro especialista que pueda hacerlo.

***

Muchas gracias por la lectura. Espero que este manual te haya resultado interesante y saludable.

Gracias por la lectura y otras obras del autor

Si te ha gustado el libro me ayudaría mucho que **dejases una opinión y una valoración en la página del libro en Amazon**. Te llevará solo un momento. Muchas gracias.

Otros libros sobre salud y deportes de Javi Navas
(a la venta en Amazon)

Serie «Vida sana»

«Alimentación saludable. Fundamentos. Qué alimentos comer. Cómo organizar tu menú»

«Adultos en forma. Cómo empezar a entrenar y a correr»
«Adultas en forma. Cómo empezar a entrenar y a correr»

«Cuida de tu gato. Consejos para adoptantes primerizos»

Serie «El entrenamiento del salto con pértiga»

«El salto con pértiga explicado a principiantes, familiares y amigos»

«El entrenamiento del salto con pértiga. La planificación»

«El entrenamiento del salto con pértiga. Programación del ciclo invernal»

«El entrenamiento del salto con pértiga. Programación del ciclo de verano»

«El entrenamiento del salto con pértiga. Técnica e iniciación»

Serie «Los errores del salto con pértiga y su corrección»

Para saber qué manuales de la serie están disponibles, por favor, visita **www.javinavas.es/errores**

Novelas de Javi Navas

Adultos:

Relatos de muerte
Relatos de muerte 2
Asesino por vocación

Juvenil:

La endemoniada (Mundo de monstruos I)
Pesadilla (Mundo de monstruos II)
Invasión de demonios (Mundo de monstruos III)
Mascotas y fieras
Nair de Morton. Los jinetes blancos
Feliz Navidalloween

Infantil y juvenil:

La Biblioteca Viviente
La Torre de Sabiduría —El libro de Mikel—
Abuelos y nietos contra los extraterrestres
(Tercera edición)

Más información en

www.javinavas.es